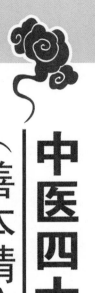

中医四大经典（善本精注版）

- 《黄帝内经》
- 《难经》
- 《伤寒杂病论》
- 《神农本草经》

张玉萍◎主编

海峡出版发行集团
THE STRAITS PUBLISHING & DISTRIBUTING GROUP
福建科学技术出版社
FUJIAN SCIENCE & TECHNOLOGY PUBLISHING HOUSE

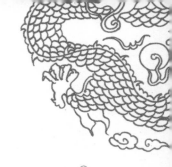

顾问委员会

马继兴　中国中医科学院资深研究员
　　　　国家首批继承老中医药专家学术经验指导老师

余瀛鳌　中国中医科学院研究员
　　　　全国古籍整理出版规划领导小组成员

钱超尘　北京中医药大学教授
　　　　中华中医药学会李时珍研究会主任

张灿玾　山东中医药大学教授、首届"国医大师"
　　　　国家首批继承老中医药专家学术经验指导老师

裘沛然　上海中医药大学教授、首届"国医大师"
　　　　国家首批继承老中医药专家学术经验指导老师

颜德馨　同济大学医学院教授、首届"国医大师"
　　　　国家首批继承老中医药专家学术经验指导老师

温长路　中华中医药学会学术顾问、教授
　　　　中华中医药学会中医药文化分会秘书长

凌耀星　上海中医药大学教授
　　　　上海中医药大学名师工作室导师

叶显纯　上海中医药大学教授
　　　　上海中医药大学名师工作室导师

柯雪帆　上海中医药大学教授
　　　　上海中医药大学名师工作室导师

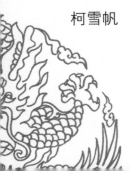

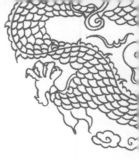

编委会

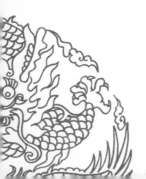

导　言

难　经

一、《难经》的主要内容

　　《难经》，又称《黄帝八十一难》，亦称《八十一难》，书名最早见于东汉张仲景《伤寒杂病论》"自序"。历代对《难经》的成书年代与作者，意见不一。旧传是春秋时期秦越人（扁鹊）所著。据考证，此书是东汉以前辑录秦越人佚文而成的。书名冠以黄帝，乃是托名。

　　《难经》是我国古代医学名著之一，是一部就《黄帝内经》（简称《内经》）中某些要旨而作进一步论述的书籍。全书采用问答形式论述了八十一个疑难问题，有解难问答的意思，其内容和体例是针对《内经》的某些问题设难答疑，以对这些问题进行解释和发挥。"难"是"问难"之义，或作"疑难"解。"经"乃指《内经》，即问难《内经》。

　　《难经》的主要内容涉及六个方面问题。一为诊脉，见一难至二十一难；二为经脉，见二十二难至二十九难；三为脏腑，见三十难至四十七难；四为疾病，见四十八难至六十一难；五为腧穴，见六十二难至六十八难；六为针法，见六十九难至八十一难。

　　《难经》一书论述的内容有关人体的诊脉法、经络、脏腑、疾病、腧穴、针法等。在脉法方面，阐述脉诊的基本知识、脉学的基本理论；在经络方面，阐明人体十二经络、奇经八脉等以及这些经脉的分布情况；在脏腑方面，阐明人体各脏腑的形态，生理功能及其与组织器官、外界环境之间的相互关系；在疾病方面，阐明人体疾病的病因、病机、病证及其诊断；在腧穴方面，阐明人体的五脏腧穴、六腑腧穴和特定腧穴；在针法方面，阐明人体各种针刺补泻手法的运用。并且在脉诊、命门、三焦等方面提出了独到见解。全书的内容简明扼要，是医学意旨深远的古典医学要著，是学医者必读之书。

二、《难经》在中医学中的重要地位

《难经》是中国古代医学家探究医学理论、辨证是非的经典著作，在中医学的发展中具有重要的地位。

《难经》继承了《内经》的理论并有所发展，内容包括生理、病理、诊断、治疗等，特别是对脉诊的论述。"独取寸口"诊脉法是该书的创造性立说，确立了以手腕寸、关、尺为三部，再分别每部之浮、中、沉为九候的"三部九候"脉诊法。《难经》在论述正常脉象、各类疾病所反映出的病脉在疾病诊断方面的意义、各类脉象的鉴别等方面，均发挥了《内经》的理论，因其具有丰富而深刻的医理内涵而成为学习中医者必读的四大经典之一。

《难经》将"脉学"的研究成就贯穿于全书的始终，以脉（象）论病，据脉（象）指导临证选穴施针治疗，为后世脉学研究作出了典范，提供了非常有益的思路。如其所言"形病脉不病曰生，脉病形不病曰死""重阴（尺脉属阴，又见沉、迟、细、弱属阴之脉）者癫，重阳（寸脉为阳，又见洪、滑、数、实属阳之脉）者狂；脱阳者（寸脉脉脱）见鬼，脱阴者（尺脉脉脱）目盲"等，均体现了其脉学理论在临床疾病辨证中的应用。

《难经》缔造了中医学最基本的治则治法理论。一是从既病防变的角度与《内经》共同支撑了"治未病"的理论；二是创立了"虚则补其母，实则泻其子"的治疗原则，通过实例论证五行相生理论在临床治疗学中的应用；三是将五行相克相生理论与实践相结合，创立了"泻南补北"治病法则，为历代临床医学家所广为应用。《难经》的"散膏"独具特色，书中提出脾"主裹血"论点，即为后世"脾统血"的理论依据。首次提出"散膏"概念，并认为"散膏"作为脾之副脏，具有协同脾主运化、统摄营血、温养五脏的功能。

《难经》对针灸学发展的贡献，一是确立了奇经八脉理论，首创其概念、完善其循行、阐明其生理病理，奠定其后世发展的基础。二是完善特定穴理论，对八会穴、十二原穴、五输穴、俞募穴理论及临床均有论述。三是完善配穴法及刺灸理论，首创泻南补北法、确立补母泻子法，对迎随补泻、营卫补泻、刺井泻荥、四时补泻多有创见。《难经》是中医药学四大经典之一，其对针灸学的发展更是多有创见。

《难经》丰富了《内经》藏象学的内容。首次从"形态结构决定功能"的角度，较准确地记述了五脏的大体解剖形态，细化了胆、胃、大肠、小肠、膀胱的形态结构，发现了"七冲门"并给予了形象的命名，且认为三焦不是与肝、心、脾、肺、肾相匹配的"腑"，自此引发了两千多年来关于三焦的"形名"之争，从争论中促进了气化三焦理论的发展。二是原气（或"元气"）理论。《内经》虽有原气的内容，但无"原气"之名，是《难经》第一次提出了"原气"的医学理论。三是命门理论。《难经》将"命门"视为与心、肝、脾、肺、肾五脏等同的"脏"，故言"脏有六者"。若根据《内经》定义"脏"的法则而言，凡言"脏"者必须具备"藏"的生理特征，一"藏"精，二"藏"神，二者务必兼而有之，缺一不可。《难经》之所以将"命门"以"脏"名之，是因为"男子以藏精，女子以系胞，诸神精之所舍也"。足见《难经》作者将命门视为六脏之一，是在严格遵循定义"脏"法则的前提下立论的，自此开创了命门理论的先河。

《难经》与《内经》属于不同的学术流派，书中独取寸口，脉证相参的整体辨证观，以肾（命门）—元气（原气）—三焦为轴心的整体生命观，以五行生克规律为指导的整体防治观，天人相应的内外统一整体观，对后世产生深远的影响，成为中医理论体系的重要组成部分。

三、《难经》版本流传情况

《难经》为早期中医理论著作，原名《黄帝八十一难经》，最早著录于《隋书·经籍志》，分为 2 卷，后世或分为 3 卷、5 卷不等。隋以前托名黄帝撰，唐以后则多提为扁鹊（秦越人）撰，实际上作者不明。约成书于东汉以前，也有说法在秦汉时期。书中经常引用"经言"，据考是指《素问》、《灵枢》二经，其中又以引用《灵枢》之言居多。该书的内容较《内经》更为贴近临床医疗，这表现在较少讨论人体发育、阴阳五行、天人相应等理论问题，而是致力于突出解决与临床诊察治疗紧密相关的一些学术难点。

《难经》文字简要，内容又切于实用，学术地位很高，被后世视为可以和《内经》并提的经典医著，研究者甚多。宋及以前的主要注家就有三国时东吴的吕广，唐代的杨玄操，宋代的丁德用、虞庶、杨子建等。北宋校正医书局校正刊行了《难经》，使之有了完好的定本，加速了它的传播。宋以后注解诠释《难经》的著作层出不穷。其中元代滑寿的《难经本义》，不仅有校勘注释，而且续有发挥和补正；明代王九思《难经集注》汇集诸家注解，对研究提供了很好的指导。明清时期，各种通俗讲解或图解《难经》的著作不断出现，以明代熊宗立《勿听子俗解八十一难经》、张世贤《图注八十一难经》流传较广。此外，清代徐大椿《难经经释》、黄元御《难经悬解》等书，也都各有特色。日本丹波元胤的《难经疏证》，无论在源流探讨还是内容疏证方面，都有精要的见解。历代《难经》注释之作进一步使该书在指导中医临床诊治中发挥了巨大的作用。从国内现存医籍目录统计，共有《难经》各种版本包括原文、注释、发挥等杂著一百七十八种（据2007 年 12 月版《中国中医古籍总目》）。

《难经》版本可分为原文〔如《难经》（又名《八十一难经》）、《难经摘抄》〕、注释和发挥三大类。关于《难经》注本，常用的有如下几种：

1.《王翰林集注黄帝八十一难经》：是现存最早的注本，保存了北宋以前的五家注、三家校及一家音释。现有日本庆安五年（1652年）武村市兵卫刊本。

2.《黄帝八十一难经纂图句解》：八卷，南宋李駉撰。

3.《难经本义》：二卷，元代滑寿注。现存最早刊本为明万历十八年（1590 年）蓝印本。流传甚广。

4.《难经校释》：南京中医学院校释，1979 年人民卫生出版社出版。

5.《八十一难经集解》：郭霭春、郭洪图编，1984 年天津科学技术出版社出版。

6.《难经校注》：凌耀星主编，包来发等协编，1991 年人民卫生出版社出版。此书是卫生部 1982 年至 1990 年中医古籍整理出版九年规划中第一批十一种重点古籍之一。

四、学习《难经》的要点

学习《难经》有关中医脉学知识。理解《难经》提出诊脉当取寸口，认为寸口是"脉之大会"、"五脏六腑之终始"的含义，掌握独取寸口的诊脉基本方法。

学习《难经》有关经络问题的探讨。了解经络的长度，十二经络的循行方向、流注次序，十五别络之数，奇经八脉之义、循行起止、病变之证候，掌握阴阳各经气绝的病证表现和预后。

学习《难经》有关脏腑方面的问题。掌握人体各脏腑的生理功能、脏腑之间的表里配合，脏腑与组织器官之间，脏腑和外界环境之间的相互联系。要认识命门与肾的关系，以及命门在人体生理活动中的重要意义。

学习《难经》，同时还要通文义，理解医理，做到文理相通。

五、本次释读的有关说明

由于《难经》年代久远，文字古朴深奥，难以通晓。对于目前的学习和研究会有一定困难，为满足读者的需要，我们特将该书进行释读。本次释读，以《王翰林集注黄帝八十一难经》（日本庆安五年武村士兵卫刊本）为底本，《难经集注》（文化元年日本濯缨堂刻本及1956 年上海人民卫生出版社据《佚存丛书》本的影印本）、《新刊晞范句解八十一难经》（元刊本）、《难经本义》（明万历十八年蓝印本）、明刻白文本《难经》（《医要集览》本）为主校本，并以《勿听子俗解八十一难经》、《锲王氏秘传图注八十一难经评林捷径统宗》、《古本难经阐注》作参校本，结合《黄帝内经素问》、《灵枢经》、《黄帝内经太素》、《针灸甲乙经》、《脉经》、《外台秘要》、《备急千金要方》、《诸病源候论》等进行旁校，吸取古今注家的研究成果，编写而成。编写过程中，因《难经》原书并没有具体分篇章，后人据其内容归纳总结为六个篇章，为方便读者阅读和理解，本书给这六个篇章分别加上篇名，如第一篇主要论述脉学方面内容，故加篇名"论脉"。文中释读部分（在书中以蓝色字体标示）重点解释字、词、句，以疏通文理，解读医理，排除难点，使读者清晰理解经文。在每篇后，附有"导读分析"，分析篇章的主要内容和层次结构，使读者对本篇经文有整体性的概念，有利于了解篇章的内涵。

神农本草经

一、《神农本草经》在中医学中的重要地位

《神农本草经》简称《神农本草》、《本草经》、《本经》，是我国现存最早的一部药学专著。本书约成书于汉代或更早，系统地总结了我国秦汉时期的药学知识和用药经验，为中药学和方剂学的发展奠定了基础，至今仍是研究中药和方剂最重要的经典文献之一。《神农本草经》对中药学的贡献主要体现在以下几个方面：

首先，在药学方面，《神农本草经》所论 365 种药物大多疗效真实可靠，其中多数药物至今仍是临床常用药，如常山抗疟、麻黄平喘、当归调经、苦楝子驱虫、乌头止痛等。同时它还创立了中药四气、五味的理论，药物上、中、下三品的分类方法，介绍了部分化学

知识。其次，在方剂学方面，它指出药物可单用亦可组方配伍应用，创立了药物之间的"七情合和"理论和组方配伍的"君臣佐使"原则，总结了丸、散、汤、酒、膏等基本剂型。再次，在用药方面，《神农本草经》提出了辨证用药的思想，所论药物适应病证达170多种，对用药剂量、时间等都有具体规定。

由于年代久远，《神农本草经》原著早已失传，但其内容几乎全部保留在历代本草书中，尤其是宋代的《证类本草》和明代李时珍的《本草纲目》，后世所辑录的经文大多出自这两部书。

虽然受历史条件限制，《神农本草经》中部分药物的功效有待研究，但是，作为药学进一步发展的基础，《神农本草经》功不可没。举世瞩目的《本草纲目》不仅对《神农本草经》的历史价值完全予以保留，而且还在前人取得的成就基础上加以创新，对后世有极其深远的影响。

二、《神农本草经》的主要内容

《神农本草经》全书分为四卷，首有序录一卷，主要介绍药学基本理论和配伍规律，并罗列药物名目。在《本草纲目》中这一节被称作"神农本经名例"。有关药物名目部分，本书移作目录，以便检索。后三卷载药365种，其中植物药252种，动物药67种，矿物药46种。根据药物的效能和使用目的的不同，分为上、中、下三品，立为三卷分别论述。卷二"上品"，论"上药一百二十种，为君，主养命以应天，无毒，多服、久服不伤人。欲轻身益气，不老延年者，本上经"。卷三"中品"，论"中药一百二十种，为臣，主养性以应人，无毒、有毒，斟酌其宜。欲遏病补羸者，本中经"。卷四"下品"，论"下药一百二十五种，为佐使，主治病以应地，多毒，不可久服。欲除寒热邪气，破积聚，愈疾者，本下经"。

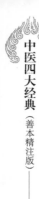

三、《神农本草经》版本流传情况

《神农本草经》撰人不详，"神农"为托名，古传说中"三皇"之一，传神农尝百草始有医药。书名冠以"神农"为尊古之风的假托。

《神农本草经》成书年代自古就有不同考证，或谓成书于秦汉时期，或谓成书于战国时期。原书早佚，现行本为后世从历代本草书中辑录的。该书最早著录于《隋书·经籍志》，载"《神农本草》，四卷，雷公集注"。《旧唐书·经籍志》、《唐书·艺文志》均载"《神农本草》，三卷"，宋《通志·艺文略》载"《神农本草》，八卷，陶隐居集注"，明《国史经籍志》载"《神农本草》，三卷"，《清史稿·艺文志》载"《神农本草》，三卷"。

《神农本草经》标志着中国药学的诞生。历代有多种传本和注本，后世对它进行注释、补充，形成了众多的本草文献。较早的有汉魏之际的补注本《名医别录》，梁陶弘景的《本草经集注》（494 年），后有明缪希雍撰《神农本草经疏》（1625 年），清张志聪撰《本草崇原》（1663 年）、徐大椿撰《神农本草百种录》（1736 年）、邹澍撰《本经疏证》（1837 年），今有尚志钧著《神农本草经校点》（1981 年）等。

重辑《神农本草经》，始于南宋，但清代辑本最多，成就也较大。现存的重要辑佚本有以下几种：明代卢复辑《神农本草经》（1616 年），以李时珍《本草纲目》所载《本经目录》为主要依据，所录经文，颇多更改，为今存最早辑本。流传较广的是清代孙星衍、孙冯翼合辑的《神农本草经》（1799 年），正文取之于《证类本草》白字，考校《太平御览》、《吴普本草》、《名医别录》等文献，资料翔实，为清代《本经》辑本最佳者。清代顾观光辑《神农本草经》（1844 年），也取材于《证类本草》白字，并有考证和校勘，不足的是采用《本草纲目》的《本经目录》编类药物。国外辑本较善者有日本森立之辑本《神农本草经》（1854 年），依据文献除《证类本草》，尚有《千金方》、《医心方》、《新修本草》残卷等古本资料。此外，现代学者孜孜以求，博采众长，既采撷先贤之菁华，又不断加入新发掘的文献资料与研究成果，如尚志钧辑佚的《神农本草经校点》，曹元宇辑注的《本草经》，王筠默、王恒芬辑著的《神农本草经校证》，在本草学术研究上，均颇有参考价值。据 2007 年 12 月版《中国中医古籍总目》统计，现共有《神农本草经》辑本 10 种，注释本 28 种。

四、学习《神农本草经》的要点

1. 学习《神农本草经》要掌握中药的基本理论和各种中药的来源、采制、性味、功效和应用方法。

中药学，是祖国医学的一个重要组成部分，古称"本草"，因为中药是以植物性药物居多，使用也较普遍。中药主要包括了植物药、动物药、矿物药在内的天然药及其部分加工品（如阿胶、神曲）和化学制品（如铅丹、轻粉）。它充分反映了我国自然资源及历史、文化等方面的特点。与西药相比，中药具有独特的理论体系和应用形式。中药理论是建立在中医理论基础上的，所以中药的应用必须在中医理论的指导下进行。

2. 学习《神农本草经》要掌握中药的四气与五味。

四气，指寒、热、温、凉四种药性，为中药性能的主要标志之一。四气中寒、凉属阴，温、热属阳。寒与凉、温与热分别具有相同的性质，仅在程度上存在差异，凉次于寒，温次于热。中药的四气是以药物作用于人体的反应表现出来的，与病证的性质恰恰相反。寒凉药多具有清热、泻火、凉血、解毒等作用，能纠正温热性质的病证。温热药多具有祛寒、助阳、通络、止痛等作用，能减轻或消除寒凉性质的病证。中药除了寒热温凉四气外，还有平的性质。平性药物没有明显的寒热偏倾，但能通过药物配伍来治疗寒证或热证，其自身的药力平稳和缓，多无不良作用。

五味包括辛、甘、酸、苦、咸。中药中的某些药物还具有淡味或涩味，故中药的味不止五种。不同的味有不同的作用，相同的味则有相近或相同的作用。辛，能散能行，具有发散、行气、行血等功能；甘，能补能缓，具有补益、和中、缓急等功能；酸（包括"涩"），能收能涩，具有敛汗、敛气、止泻、涩精、缩尿、止带等功能；苦，能泄、能降、能燥，有通便、泻火、降气、燥湿等功能；咸，能泻能软，有泻下、软坚、散结等功能。另外，淡，能渗利，具有渗湿、利小便等功能。

中药的气与味是药物的主要标志，各自从不同的角度阐明药物的性能，二者的组合可以使药物产生多种作用。气与味的组合，可以一气一味，或一气多味。气同味不同，药物的作用也不同。如厚朴苦温、乌梅酸温、大枣甘温，分别具有燥湿、收敛、补益脾气的功能。味同气不同，药物的作用同样也不同。如杏仁苦温降气，黄连苦寒泻火等。

3. 学习《神农本草经》要掌握中药的归经。

中药的归经是指药物对人体某些脏腑及经络有明显选择性治疗作用，而不是对人体所有系统、器官和组织都发生同等的作用。所以归经是以脏腑、经络理论为基础，以所治病证为依据。《神农本草经》一书中虽然没有直接提及归经，但是在实际论述中已经含有药物归经的内容。如"朴消，味苦，寒。主百病，除寒热邪气，逐六腑积聚"。与其他药性理论一样，中药的归经是在临床实践的疗效观察中总结出来的。

4. 学习《神农本草经》要掌握中药的升降沉浮。

中药的升降浮沉是指药物的作用趋向。升是上升，降是下降，浮主表，发散上行；沉主里，泻利下行。升浮药上行而向外，具有升阳发表、祛风散寒、涌吐开窍等作用。沉降药下行而向内，具有泻下清热、利水渗湿、重镇安神、潜阳熄风、消导积滞、降逆收敛及止咳平喘等作用。一般认为桂枝、黄芪之类阳性药物，性属温热，味为辛甘，有升浮功能。大黄、芒硝之类阴性药物，性属寒凉，味为酸苦咸，有沉降功能。

5. 学习《神农本草经》要了解中药的毒性。

《神农本草经》把药物分为上、中、下三品，是根据药物的有毒、无毒来分的。一般将可以久服补虚的药物列为"无毒"，而攻病愈疾的药物列为"有毒"。有毒药物用后大多有医疗作用。中药学常常利用药物毒性治病，这是一种偏性，以偏纠偏，是药物治疗疾病的基本原理。但是，后世许多本草医籍，在药物性味之下，注有"大毒"、"小毒"，大多指那些具有毒性或有副作用的药物。目前，在中药学教材里的某些药物也有毒性的标注，其含义是泛指药物治疗作用以外的毒副作用，同时表示药物作用的峻利程度。明确地标注药物的毒性具有积极的临床意义，可以指导临证选药，保证用药安全。临床使用具有毒性的药物时，应采用相应的炮制方法减低毒性，在保证用药安全的前提下发挥其治疗作用。同时要注意病体的虚实和疾病的深浅，以确定适宜的剂量。

6. 学习《神农本草经》要了解中药的配伍禁忌。

中药配伍禁忌包括两种形式：一为相恶，指两药合用后，降低或丧失原有的治疗效能。如人参和莱菔子不能同服，因莱菔子解人参药性，此谓人参恶莱菔子。一为相反，指药物合用后会出现毒副作用。具体内容有"十八反"、"十九畏"。十八反：甘草反甘遂、大戟、海藻、芫花；乌头反贝母、瓜蒌、半夏、白蔹、白及；藜芦反人参、沙参、苦参、丹参、玄参、细辛、芍药。十九畏：硫黄畏朴硝，水银畏砒霜，狼毒畏密陀僧，巴豆畏牵牛，丁香畏郁金，川乌、草乌畏犀角，牙硝畏三棱，官桂畏石脂，人参畏五灵脂。关于畏反禁忌，部分内容同实际应用有出入，历代医家多有论述，如《中医十八反之检讨》，书中统计《伤寒论》、《金匮要略》、《千金方》、《外台秘要》、《圣济总录》五部医著，属于畏反药同用的方剂就有 565 个。对此，现代也有研究甘草与甘遂同用的动物实验，结果表明，当甘草剂量大于或等于甘遂剂量时，动物的毒性反应较大；当甘草剂量小于甘遂剂量时，毒性反应就不明显。至今，对畏反药的一系列研究，尚无定论，临床用药必须慎重。一般而言，若无充分依据和应用经验，仍须遵循十八反、十九畏的中药配伍禁忌。

五、本次释读的有关说明

本次释读，以清代顾观光的重辑本作为精注的蓝本，并按顺序释读。释读主要参考《神农本草经》（清代孙星衍、孙冯翼辑，人民卫生出版社出版）、《神农本草经校证》（王筠默、王恒芬辑著，吉林科学技术出版社出版）。释读本按四卷编排：卷一为序录，卷二至卷四分别为上品、中品和下品，基本保持了《神农本草经》篇章结构的原貌。编写过程中，为方便阅读，对重点的字、词、句进行逐条注释，以疏通文理，解读医理，排除难点，帮助读者清晰地理解经文。在每卷后，附有导读分析，重点解释各卷标题的含意，阐述各卷的主要内容及层次结构，便于读者对本卷经文有整体性的概念，有利于了解经文的内涵。由于本书成书年代久远，书中对药物性味、功效等的描述与现代的有所出入，为保持原貌，此次释读未作处理，请读者注意甄别。

总目录

难经

《难经集注》杨玄操序 ……………………………………………… （2）

论脉 ………………………………………………………………… （4）

论经络 ……………………………………………………………… （20）

论脏腑 ……………………………………………………………… （26）

论病 ………………………………………………………………… （36）

论腧穴 ……………………………………………………………… （45）

论针法 ……………………………………………………………… （49）

神农本草经

顾序 ………………………………………………………………… （58）

神农本草经卷第一 ……………………………………………… （60）

序录 ………………………………………………………………… （60）

神农本草经卷第二 ……………………………………………… （65）

上品 ………………………………………………………………… （65）

丹砂 ………………… （65）　　　矾石 ………………… （66）

云母 ………………… （65）　　　消石 ………………… （67）

玉泉 ………………… （65）　　　朴消 ………………… （67）

石钟乳 ……………… （66）　　　滑石 ………………… （67）

空青…………………………（67）
曾青…………………………（68）
禹余粮………………………（68）
太一余粮……………………（68）
白石英………………………（69）
紫石英………………………（69）
五色石脂……………………（69）
菖蒲…………………………（70）
菊花…………………………（70）
人参…………………………（70）
天门冬………………………（70）
甘草…………………………（71）
干地黄………………………（71）
术……………………………（71）
菟丝子………………………（71）
牛膝…………………………（72）
茺蔚子………………………（72）
女萎…………………………（72）
防葵…………………………（72）
麦门冬………………………（73）
独活…………………………（73）
车前子………………………（73）
木香…………………………（74）
薯蓣…………………………（74）
薏苡仁………………………（74）
泽泻…………………………（74）
远志…………………………（75）
龙胆…………………………（75）
细辛…………………………（75）
石斛…………………………（76）

巴戟天………………………（76）
白英…………………………（76）
白蒿…………………………（76）
赤箭…………………………（77）
菴䕡子………………………（77）
菥蓂子………………………（77）
蓍实…………………………（77）
赤芝…………………………（78）
黑芝…………………………（78）
青芝…………………………（78）
白芝…………………………（78）
黄芝…………………………（78）
紫芝…………………………（79）
卷柏…………………………（79）
蓝实…………………………（79）
蘪芜…………………………（80）
黄连…………………………（80）
络石…………………………（80）
蒺藜子………………………（80）
黄芪…………………………（81）
肉苁蓉………………………（81）
防风…………………………（81）
蒲黄…………………………（82）
香蒲…………………………（82）
续断…………………………（82）
漏芦…………………………（82）
天名精………………………（83）
决明子………………………（83）
丹参…………………………（83）
飞廉…………………………（83）

五味子 …………………（84）　　　杜仲…………………………（91）

旋花…………………………（84）　　　桑上寄生 ………………（91）

兰草…………………………（84）　　　女贞实 …………………（91）

蛇床子 ……………………（84）　　　蕤核 ………………………（91）

地肤子 ……………………（85）　　　藕实 ………………………（92）

景天…………………………（85）　　　大枣 ………………………（92）

茵陈蒿 ……………………（85）　　　葡萄 ………………………（92）

杜若…………………………（85）　　　蓬蔂 ………………………（92）

沙参…………………………（86）　　　鸡头实 …………………（93）

徐长卿 ……………………（86）　　　胡麻 ………………………（93）

石龙刍 ……………………（86）　　　麻蕡 ………………………（93）

云实…………………………（86）　　　冬葵子 …………………（93）

王不留行 ………………（87）　　　苋实 ………………………（94）

牡桂…………………………（87）　　　白瓜子 …………………（94）

菌桂…………………………（87）　　　苦菜 ………………………（94）

松脂…………………………（88）　　　龙骨 ………………………（94）

槐实…………………………（88）　　　麝香 ………………………（95）

枸杞…………………………（88）　　　熊脂 ………………………（95）

橘柚…………………………（89）　　　白胶 ………………………（95）

柏实…………………………（89）　　　阿胶 ………………………（96）

茯苓…………………………（89）　　　石蜜 ………………………（96）

榆皮…………………………（89）　　　蜂子 ………………………（96）

酸枣…………………………（90）　　　蜜蜡 ………………………（97）

干漆…………………………（90）　　　牡蛎 ………………………（97）

蔓荆实 ……………………（90）　　　龟甲 ………………………（97）

辛夷…………………………（90）　　　桑螵蛸 …………………（97）

神农本草经卷第三 ………………………………………………………（99）

　中品 ………………………………………………………………………………（99）

　　雄黄 …………………（99）　　　雌黄 ………………………（99）

石硫黄 ·················· (100)
水银 ·················· (100)
石膏 ·················· (100)
磁石 ·················· (101)
凝水石 ·················· (101)
阳起石 ·················· (101)
理石 ·················· (101)
长石 ·················· (102)
石胆 ·················· (102)
白青 ·················· (102)
扁青 ·················· (103)
肤青 ·················· (103)
干姜 ·················· (103)
菜耳实 ·················· (104)
葛根 ·················· (104)
括楼根 ·················· (104)
苦参 ·················· (104)
茈葫 ·················· (105)
芎䓖 ·················· (105)
当归 ·················· (105)
麻黄 ·················· (106)
通草 ·················· (106)
芍药 ·················· (106)
蠡实 ·················· (106)
瞿麦 ·················· (107)
元参 ·················· (107)
秦艽 ·················· (107)
百合 ·················· (107)
知母 ·················· (108)
贝母 ·················· (108)

白芷 ·················· (108)
淫羊藿 ·················· (108)
黄芩 ·················· (109)
石龙芮 ·················· (109)
茅根 ·················· (109)
紫菀 ·················· (109)
紫草 ·················· (110)
茜根 ·················· (110)
败酱 ·················· (110)
白鲜 ·················· (110)
酸酱 ·················· (111)
紫参 ·················· (111)
藁本 ·················· (111)
狗脊 ·················· (111)
草薢 ·················· (112)
白兔藿 ·················· (112)
营实 ·················· (112)
白薇 ·················· (112)
薇衔 ·················· (113)
翘根 ·················· (113)
水萍 ·················· (113)
王瓜 ·················· (113)
地榆 ·················· (114)
海藻 ·················· (114)
泽兰 ·················· (114)
防己 ·················· (115)
牡丹 ·················· (115)
款冬花 ·················· (115)
石韦 ·················· (115)
马先蒿 ·················· (116)

积雪草 ……………………（116）

女菀 ………………………（116）

王孙 ………………………（116）

蜀羊泉 ……………………（116）

爵床 ………………………（117）

栀子 ………………………（117）

竹叶 ………………………（117）

蘗木 ………………………（118）

吴茱萸 ……………………（118）

桑根白皮 …………………（118）

芜荑 ………………………（119）

枳实 ………………………（119）

厚朴 ………………………（119）

秦皮 ………………………（120）

秦椒 ………………………（120）

山茱萸 ……………………（120）

紫葳 ………………………（120）

猪苓 ………………………（121）

白棘 ………………………（121）

龙眼 ………………………（121）

木兰 ………………………（121）

五加皮 ……………………（122）

卫矛 ………………………（122）

合欢 ………………………（122）

彼子 ………………………（122）

梅实 ………………………（123）

桃核仁 ……………………（123）

杏核仁 ……………………（123）

蓼实 ………………………（124）

葱实 ………………………（124）

薤 …………………………（124）

假苏 ………………………（124）

水苏 ………………………（125）

水靳 ………………………（125）

发髪 ………………………（125）

白马茎 ……………………（125）

鹿茸 ………………………（126）

牛角䚡 ……………………（126）

羖羊角 ……………………（126）

牡狗阴茎 …………………（127）

羚羊角 ……………………（127）

犀角 ………………………（127）

牛黄 ………………………（128）

豚卵 ………………………（128）

麋脂 ………………………（128）

丹雄鸡 ……………………（128）

雁肪 ………………………（129）

鳖甲 ………………………（129）

鮀鱼甲 ……………………（130）

蠡鱼 ………………………（130）

鲤鱼胆 ……………………（130）

乌贼鱼骨 …………………（130）

海蛤 ………………………（131）

文蛤 ………………………（131）

石龙子 ……………………（131）

露蜂房 ……………………（131）

蚱蝉 ………………………（132）

白僵蚕 ……………………（132）

神农本草经卷第四 ··· （133）

下品 ··· （133）

孔公孽 ············ （133）　　　草蒿 ············ （140）

殷孽 ············ （133）　　　旋覆花 ············ （140）

铁精 ············ （134）　　　藜芦 ············ （141）

铁落 ············ （134）　　　钩吻 ············ （141）

铁 ············ （134）　　　射干 ············ （141）

铅丹 ············ （134）　　　蛇合 ············ （141）

粉锡 ············ （135）　　　常山 ············ （142）

锡镜鼻 ············ （135）　　　蜀漆 ············ （142）

代赭石 ············ （135）　　　甘遂 ············ （142）

戎盐 ············ （135）　　　白敛 ············ （143）

大盐 ············ （136）　　　青葙子 ············ （143）

卤碱 ············ （136）　　　雚菌 ············ （143）

青琅玕 ············ （136）　　　白及 ············ （143）

礜石 ············ （136）　　　大戟 ············ （144）

石灰 ············ （136）　　　泽漆 ············ （144）

白垩 ············ （137）　　　茵芋 ············ （144）

冬灰 ············ （137）　　　贯众 ············ （144）

附子 ············ （137）　　　荛花 ············ （145）

乌头 ············ （137）　　　牙子 ············ （145）

天雄 ············ （138）　　　羊踯躅 ············ （145）

半夏 ············ （138）　　　芫花 ············ （145）

虎掌 ············ （138）　　　姑活 ············ （146）

鸢尾 ············ （139）　　　别羁 ············ （146）

大黄 ············ （139）　　　商陆 ············ （146）

葶苈 ············ （139）　　　羊蹄 ············ （146）

桔梗 ············ （140）　　　萹蓄 ············ （147）

莨菪子 ············ （140）　　　狼毒 ············ （147）

鬼臼 …………………… （147）

白头翁 ………………… （148）

羊桃 …………………… （148）

女青 …………………… （148）

连翘 …………………… （148）

石下长卿 ……………… （149）

蔄茹 …………………… （149）

乌韭 …………………… （149）

鹿藿 …………………… （150）

蚤休 …………………… （150）

石长生 ………………… （150）

陆英 …………………… （150）

荩草 …………………… （151）

牛扁 …………………… （151）

夏枯草 ………………… （151）

屈草 …………………… （151）

巴豆 …………………… （152）

蜀椒 …………………… （152）

皂荚 …………………… （152）

柳华 …………………… （153）

楝实 …………………… （153）

郁李仁 ………………… （153）

莽草 …………………… （153）

雷丸 …………………… （154）

梓白皮 ………………… （154）

桐叶 …………………… （154）

石南 …………………… （154）

黄环 …………………… （155）

溲疏 …………………… （155）

鼠李 …………………… （155）

松萝 …………………… （155）

药实根 ………………… （156）

蔓椒 …………………… （156）

栾华 …………………… （156）

淮木 …………………… （156）

大豆黄卷 ……………… （157）

腐婢 …………………… （157）

瓜蒂 …………………… （157）

苦瓠 …………………… （157）

六畜毛蹄甲 …………… （158）

燕屎 …………………… （158）

天鼠屎 ………………… （158）

鼺鼠 …………………… （159）

伏翼 …………………… （159）

虾蟆 …………………… （159）

马刀 …………………… （159）

蟹 ……………………… （159）

蛇蜕 …………………… （160）

猬皮 …………………… （160）

蠮螉 …………………… （160）

蜣螂 …………………… （160）

蛞蝓 …………………… （161）

白颈蚯蚓 ……………… （161）

蛴螬 …………………… （161）

石蚕 …………………… （162）

雀瓮 …………………… （162）

樗鸡 …………………… （162）

斑猫 …………………… （162）

蝼蛄 …………………… （163）

蜈蚣 …………………… （163）

中医四大经典（善本精注版）

目录

7

马 陆 ·························· （163）　　木 虻 ·························· （165）

地 胆 ·························· （163）　　蜚 虻 ·························· （165）

萤 火 ·························· （164）　　蜚 蠊 ·························· （165）

衣 鱼 ·························· （164）　　䗪 虫 ·························· （166）

鼠 妇 ·························· （164）　　贝 子 ·························· （166）

水 蛭 ·························· （165）

录《本草经》书后　己丑 ··· （167）

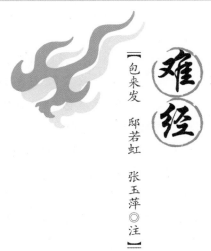

难经

【包来发　邸若虹　张玉萍◎注】

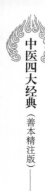

《难经集注》杨玄操序

　　《黄帝八十一难经》者，斯乃勃海秦越人之所作也。〔**勃海**：亦称渤海，郡名，汉高帝五年（公元前202年）置，位于今河北、山东境内。**秦越人**：战国时名医，亦名扁鹊。《史记·扁鹊仓公列传》有传记。〕越人受桑君之秘术，〔**桑君**：即长桑君，曾授秘药禁方给秦越人。〕遂洞名医道，至能彻视脏腑，刳肠剔心。〔**刳**：剖割。**剔**：用刀分解。〕以其与轩辕时扁鹊相类，〔**辕**：即黄帝，系少典之子，姓公孙。〕乃号之为扁鹊。又家于卢国，〔**卢国**：春秋时齐国之地，在今山东长清县西南。〕因名之卢医。世或以卢扁二人者，斯实谬矣。

　　按黄帝有《内经》二帙，〔**《内经》二帙**：指《素问》与《灵枢》二书。〕帙各有九卷，而其义幽赜殆难究览。〔**幽赜**：指幽深精微。〕秦越人乃采摘英华，抄撮精要，二部经内，凡八十一章，勒成卷轴，〔**勒**：刻，此指刻书或写书。**卷轴**：唐以前书籍的一种装订形式，即将书写好的纸褾接起来，用轴舒卷，故称卷轴。〕伸演其道，探微索隐，传示后昆，〔**后昆**：指子孙后代。〕名为《八十一难》。以其理趣沉远，非卒易了故也。〔**卒**：通"猝"，突然的意思。〕既弘畅圣言，故首称黄帝。斯乃医经之心髓，〔**心髓**：指心脏、脑髓，比喻其宝贵和重要。〕救疾之枢机。所谓脱牙角于象犀，〔**象犀**：指大象和犀牛。〕收羽毛于翡翠者矣。〔**翡翠**：即翡翠科，鸟类的一属，其羽毛可供镶嵌饰品之用。〕

　　逮于吴太医令吕广为之注解，〔**逮**：及；到。**吕广**：三国时期吴国人，年轻时就以精湛的医术闻名。公元239年，曾担任吴国的太医令。他的著作较多，曾注解《八十难经》，撰注《玉匮针经》、《募腧经》等书。〕亦会合玄宗，足可垂训。而所释未半，〔**所释未半**：吕广

2

注文载于《难经集注》中，共计二十四难。〕余皆见阙。〔阙：通"缺"，空缺的意思。〕

余性好医方，问道无卷。斯经章句，特承师授。既而躭研无斁，〔躭研无斁：躭通"耽"，耽为古笃字。斁，音"yì"，厌弃。躭研无斁指专心研究，锲而不舍。〕十载于自。虽未达其本源，盖亦举其纲目。此较所兴，多历年代，非为文句舛错，〔舛错：错乱的意思。〕抑亦事绪参差，后人传览，良难领会。今辄条贯编次，使类例相从，凡为一十三篇，仍旧八十一首。吕氏未解，今并注释；吕氏注不尽，因亦伸之，并别为音义，以彰厥旨。〔厥：指示代词，其的意思。〕昔皇甫玄晏总三部为《甲乙》之科。〔皇甫玄晏：即皇甫谧，其字士安，自号玄晏先生。魏晋著名医学家。三部：指《素问》、《针经》、《明堂孔穴针灸治要》三书。《甲乙》：即《黄帝三部针灸甲乙经》，简称《甲乙经》，约撰于公元259年。〕近世华阳陶贞白广《肘后》为百一之制，〔陶贞白：即陶弘景，丹阳秣陵人，自号华阳陶隐居，卒谥贞白先生，著名医学家、道家。广《肘后》为百一之制：一难《肘后》即《肘后备急方》，晋·葛洪撰。陶弘景在原书基础上作了增补，名《补阙肘后百一方》。广，增补。制，此指著作。〕皆所以留情极虑，济育群生者矣。余今所演，〔演：阐发经义。〕盖亦远慕高仁，〔高仁：此指高明的医家。〕迩遵盛德。〔迩：近。盛德：敬称有德之士。〕但恨庸识有量，圣旨无涯，〔圣旨：此指经文的意旨。〕绠促及深，〔绠促及深：绠为汲及水桶上的绳索。促，短。汲，取水于井。绠促及深指汲水桶上的绳索短，难取深井之水。以此比喻经文深奥犹如深井之水，难以尽述之意。〕玄致难尽。

前歙州歙县尉杨玄操序

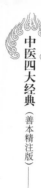

论 脉

一难曰：〔难：义同"问"。〕十二经皆有动脉，〔十二经：手足三阴三阳十二经脉的简称。动脉：经脉搏动应手。〕独取寸口，〔寸口：在腕关节桡动脉搏动处，又称气口、脉口。〕以决五脏六腑死生吉凶之法，何谓也？

然：〔然：应答之声，如"是"、"对"、"唉"等。〕寸口者，脉之大会，〔大会：重要的会合处。〕手太阴之脉动也。人一呼脉行三寸，一吸脉行三寸，呼吸定息，〔呼吸定息：一呼一吸规定为一息。〕脉行六寸。人一日一夜，凡一万三千五百息，〔一万三千五百息：一昼夜环形五十周，人体经脉共长十六丈二尺，一息脉行六寸，环行一周次需二百七十息，故总计一万三千五百息。〕脉行五十度，周于身。〔周于身：环绕全身。〕漏水下百刻，〔漏水下百刻：漏水，即铜壶滴漏，古代的计时方法之一。百刻，即一昼夜的时间。〕荣卫行阳二十五度，行阴亦二十五度，为一周也，〔一周：荣气、卫气昼夜循环五十个周次，总称为一周。〕故五十度复会于手太阴。寸口者，五脏六腑之所终始，〔所终始：气血循环的起止点。〕故法取于寸口也。〔法：诊脉方法。〕

本难分析了切脉独取寸口的原理。

二难曰：脉有尺寸，何谓也？

然：尺寸者，脉之大要会也。从关至尺是尺内，〔关、尺：指诊脉部位。关在掌后桡侧高骨下方，动脉搏动处。尺在前臂内侧肘部横纹处。〕阴之所治也；〔治：治理。〕从关至鱼际是寸内，〔鱼际：部位名，在手大指本节后掌侧肌肉隆起赤白肉连接处。〕阳之所治也。故分寸为尺，分尺为寸。故阴得尺内一寸，阳得寸内九分，尺寸终始一寸九分，〔**一寸九分：**前臂屈侧面自腕横纹至肘横纹，以同身寸计算为一尺一寸。自关至腕为一寸，自关至肘横纹为尺部，诊脉取一尺中的一寸，寸部取一寸中的九分，共长一寸九分。〕故曰尺寸也。

　　本难说明了寸口脉中寸、关、尺三部的位置、长度、范围及其阴阳属性。

　　三难曰：脉有太过，有不及，有阴阳相乘，有覆有溢，有关有格，何谓也？〔**句释：**太过，不及：脉搏跳动的实际长度超过本位为太过，反之为不及。阴阳相乘：阳指寸部；阴指尺部；乘，侵犯。覆：指脉搏深入尺部。溢：指脉搏上冲达到鱼际部。关：关闭。格：格拒。关、格，均为阴阳之气隔阻不通的危象。全句为脉象与部位的反常。〕

　　然：关之前者，〔**关之前者：**即寸部。〕阳之动也，〔**阳之动：**阳脉搏动的地方。〕脉当见九分而浮。过者，法曰太过；减者，法曰不及。遂上鱼为溢，〔**遂：**延续的意思。**鱼：**指大鱼际。〕为外关内格，〔**外关内格：**指阳外闭而不下，阴从内出以格拒之。〕此阴乘之脉也。〔**阴乘之脉：**即阴乘阳位的脉象。〕关以后者，阴之动也，脉当见一寸而沉。过者，法曰太过；减者，法曰不及。遂入尺为覆，为内关外格，〔**内关外格：**阴内闭而不上，阳从外入以格拒之。〕此阳乘之脉也。〔**阳乘之脉：**阳盛乘阴的脉象。〕故曰覆溢，是其真脏之脉，〔**真脏之脉：**为生命垂危的脉象，系五脏真气败露，脉无胃气，毫无从容和缓之态。〕人不病而死也。

　　本难论述尺寸太过、不及的异常脉象。

　　四难曰：脉有阴阳之法，何谓也？

　　然：呼出心与肺，吸入肾与肝，呼吸之间，脾受谷味也，其脉在中。浮者阳也，沉者阴也，故曰阴阳也。

　　心肺俱浮，何以别之？

　　然，浮而大散者心也，〔**浮而大散：**脉位比较浅表，轻按即可清楚地感到指下搏动为浮脉。此指浮脉而脉形较大且有舒散之感。〕浮而短涩者肺也。〔**浮而短涩：**指浮脉而脉体较短略有阻滞之感。〕肾肝俱沉，何以别之？然：牢而长者，〔**牢而长：**指脉象较长而有力。〕肝也；按之濡，举指来实者，〔**按之濡，举指来实：**指脉象重按较柔软，而当手指上举轻按时又较有力。〕肾也。脾者中州，〔**中州：**指中焦。〕故其脉在中。〔**其脉在中：**指脾脉从容和缓包含在各脏脉之中。〕是阴阳之法也。

脉有一阴一阳，一阴二阳，一阴三阳；有一阳一阴，一阳二阴，一阳三阴。如此之言，寸口有六脉俱动邪？

然：此言者，非有六脉俱动也，谓浮、沉、〔**沉：**指脉位较浅，轻按不明显，重按方清楚地感到指下搏动的脉象。〕长、短、〔**长、短：**指脉体超过原来位置为长脉，反之为短脉。〕滑、涩也。〔**滑：**指脉搏动时往来流利，指下有滑动感。**涩：**指脉搏动艰涩不流利。〕浮者阳也，滑者阳也，长者阳也；沉者阴也，短者阴也，涩者阴也。所谓一阴一阳者，谓脉来沉而滑也；一阴二阳者，谓脉来沉滑而长也；一阴三阳者，谓脉来浮滑而长，时一沉也。所谓一阳一阴者，谓脉来浮而涩也；一阳二阴者，谓脉来长而沉涩也；一阳三阴者，谓脉来沉涩而短，时一浮也。各以其经所在，〔**其经所在：**指各经在寸口脉的相应部位，参阅十八难。〕名病逆顺也。

本难从两个方面讨论脉的阴阳，一是根据切脉时病人的呼吸及医者指下的用力轻重来分别五脏的正常阴阳脉象；二是举六种脉象，各两两相对，以说明脉象的阴阳属性。

五难曰：脉有轻重，何谓也？

然：初持脉，〔**持脉：**即按脉。〕如三菽之重，〔**菽：**豆的总称。豆为古代计量重量的单位。《说苑·辨物》："十六粟为一豆，六豆为一铢。"〕与皮毛相得者，肺部也。如六菽之重，与血脉相得者，心部也。如九菽之重，与肌肉相得者，脾部也。如十二菽之重，与筋平者，肝部也。按之至骨，举指来实者，肾部也。故曰轻重也。

本难论述诊脉的轻重手法。

六难曰：脉有阴盛阳虚，阳盛阴虚，何谓也？

然：浮之损小，〔**浮之**：轻按。**损小**：即细弱脉。〕沉之实大，〔**沉之**：重按。**实大**：大而有力。〕故曰阴盛阳虚。沉之损小，浮之实大，故曰阳盛阴虚。是阴阳虚实之意也。

本难以浮取、沉取所得脉象的大小，来区别脉的阴阳虚实。

七难曰：经言，少阳之至，乍大乍小，〔**乍**："忽"和"或"的意思。〕乍短乍长；阳明之至，浮大而短；太阳之至，洪大而长；〔**洪**：指脉形宽大有力，来盛去衰。〕太阴之至，紧大而长；〔**紧**：指脉来往有力，如按绳索。〕少阴之至，紧细而微；厥阴之至，沉短而紧。此六者，是平脉邪？〔**邪**：通"耶"。〕将病脉邪？〔**将**：还是。〕

然：皆王脉也。〔**王脉**：王，通"旺"，旺盛的意思。王脉即旺脉，指在不同季节中，适应气候正常变化所表现的脉象。〕

气以何月，各王几日？

然：冬至之后，初得甲子少阳王，〔**甲子**：是古人纪年、月、日的符号，此处用于纪日。甲为十天干之首，子为十二地支之首，以天干配地支，从甲子日起，顺序相配，到亥止，共六十日，复起甲子。〕复得甲子阳明王，复得甲子太阳王，复得甲子太阴王，复得甲子少阴王，复得甲子厥阴王。王各六十日，六六三百六十日，以成一岁。此三阳三阴之王时日大要也。

本难讨论一年六个时节的旺脉。

八难曰：寸口脉平而死者，何谓也？

然：诸十二经脉者，皆系于生气之原。〔**生气之原**：指元气的根源。〕所谓生气之原者，谓十二经之根本也，谓肾间动气也。〔**肾间动气**：指两肾之间所藏的元阳之气。〕此五脏六腑之本，十二经脉之根，呼吸之门，〔**呼吸之门**：指呼吸功能的关键。〕三焦之原。一名守邪之神。〔**守邪之神**：守，防卫。神，引申为主宰。守邪之神即防御外邪的主宰。〕故气者，人之根本也，根绝则茎叶枯矣。寸口脉平而死者，生气独绝于内也。

本难讨论寸口脉正常而死的原理，指出生气之原的部位及其重要性。

九难曰：何以别知脏腑之病耶？

然：数者腑也，〔**数：**指脉搏快，一息超过五次。〕迟者脏也。〔**迟：**指脉搏慢，一息不满四次。〕数则为热，迟则为寒。诸阳为热，诸阴为寒。故以别知脏腑之病也。

本难以迟、数脉区分脉象的阴阳属性，并以此辨别脏腑寒热之病。

十难曰：一脉为十变者，何谓也？

然：五邪刚柔相逢之意也。〔**五邪：**指脏腑失调之病气。**刚柔：**指脏腑。腑属阳为刚，脏属阴为柔。**相逢：**即相干的意思。〕假令心脉急甚者，肝邪干心也；心脉微急者，〔**心脉：**指心脉部位，即左寸部。**急：**弦紧的脉象，是肝胆的本脉。〕胆邪干小肠也；心脉大甚者，心邪自干心也；心脉微大者，小肠邪自干小肠也；心脉缓甚者，脾邪干心也；心脉微缓者，〔**缓：**指脉象略慢，一呼一吸四至。〕胃邪干小肠也；心脉涩甚者，肺邪干心也；心脉微涩者，大肠邪干小肠也；心脉沉甚者，肾邪干心也；心脉微沉者，膀胱邪干小肠也。五脏各有刚柔邪，故令一脉辄变为十也。

本难论述五脏六腑之邪互相干犯会出现十种不同的脉象变化。

十一难曰：经言，脉不满五十动而一止，一脏无气者，何脏也？

然：人吸者随阴入，呼者因阳出。〔**阴、阳：**指脏器部位的上下而言。肝肾在下为阴，心肺在上为阳。〕今吸不能至肾，至肝而还，故知一脏无气者，肾气先尽也。

本难论述歇止脉与肾气衰竭的关系。

十二难曰：经言，五脏脉已绝于内，用针者反实其外；五脏脉已绝于外，用针者反实其内。内外之绝，何以别之？

然：五脏脉已绝于内者，〔**五脏脉已绝于内**：五脏脉已绝，指五脏之气虚损已极，脉象极为微弱，指端难以感觉到。绝于内，为重按不得。〕肾肝气已绝于内也，而医反补其心肺；五脏脉已绝于外者，〔**绝于外**：为轻按不得。〕心肺气已绝于外也，而医反补其肾肝。阳绝补阴，〔**阳、阴**：阳为外，指心与肺；阴为内，指肾与肝。〕阴绝补阳，是谓实实虚虚，〔**实实虚虚**：前一实字指用补法，后一实字指实证；前一虚字指用泻法，后一虚字指虚证。〕损不足而益有余。如此死者，医杀之耳。

本难讨论误治问题，对五脏脉象所反映的虚证与实证，若泻不足而补有余，可导致病人死亡。

十三难曰：经言，见其色而不得其脉，反得相胜之脉者即死，得相生之脉者，〔**相胜之脉、相生之脉**：是根据五脏及色、脉的五行所属，分析其相克相生关系。如肝色青，得心脉为木生火，得肾脉为水生木，两者均为相生之脉。得肺脉为金克木，得脾脉为木克土，均为相胜之脉。余类推。〕病即自已。〔**自已**：即自愈。〕色之与脉当参相应，为之奈何？

然：五脏有五色，皆见于面，亦当与寸口、尺内相应。假令色青，其脉当弦而急；〔**弦**：弦脉，指脉形长而直，如按弓弦。〕色赤，其脉浮大而散；色黄，其脉中缓而大；色白，其脉浮涩而短；色黑，其脉沉濡而滑。此所谓五色之与脉，当参相应也。

脉数，尺之皮肤亦数；〔**数**：疑有传写的错误。丁德用说："数即心也，所以臂内皮肤热也。"据此，数应为热的意思。〕脉急，尺之皮肤亦急；脉缓，尺之皮肤亦缓；脉涩，尺之皮肤亦涩；脉滑，尺之皮肤亦滑。

五脏各有声、色、臭、〔**臭**：指鼻窍感知的五种气味。〕味，当与寸口、尺内相应，其不应者，病也。假令色青，其脉浮涩而短，若大而缓，为相胜；浮大而散，若小而滑，为相生也。

经言，知一为下工，知二为中工，知三为上工。〔**知一、知二、知三**：指色、脉、尺肤三种诊法。能掌握其中一种为知一，二种为知二，三种为知三。〕上工者十全九，中工者十全七，下工者十全六。此之谓也。

　　本难讨论色、脉及尺肤诊等诊法应当相应参照的问题。（本难中有关五声、五色、五臭、五味的内容可参见三十四难。）

　　十四难曰：脉有损至，〔**损至**：损，减少；至，极、最。人以一息脉四至为平脉，增者为至脉，减者为损脉。〕何谓也？

　　然：至之脉，一呼再至曰平，三至曰离经，四至曰夺精，五至曰死，六至曰命绝。此至之脉也。何谓损？一呼一至曰离经，再呼一至曰夺精，三呼一至曰死，四呼一至曰命绝。此谓损之脉也。至脉从下上，〔**下上**：指病自下向上传变，即症状出现顺序为由骨、筋至肌肉、血脉再至皮毛。〕损脉从上下也。〔**上下**：指病自上向下传变。症状出现顺序与上述相反。〕

　　损脉之为病奈何？

　　然：一损损于皮毛，皮聚而毛落；〔**皮聚而毛落**：指皮肤皱缩和毛发脱落。〕二损损于血脉，血脉虚少，不能荣于五脏六腑；〔**荣**：滋养的意思。〕三损损于肌肉，肌肉消瘦，饮食不能为肌肤；〔**饮食不能为肌肤**：指饮食物的精微物质不能输布到肌肉皮肤。〕四损损于筋，筋缓不能自收持；〔**不能自收持**：指运动功能减退或丧失。〕五损损于骨，骨痿不能起于床。〔**骨痿**：痿证的一种，症见腰脊酸软，不能伸举，下肢痿弱，不能起床行动等。〕反此者，至脉之病也。从上下者，骨痿不能起于床者死；从下上者，皮聚而毛落者死。

　　治损之法奈何？

　　然：损其肺者，益其气；损其心者，调其荣卫；损其脾者，调其饮食；适其寒温；损其肝者，缓其中；〔**缓其中**：指用甘药来缓和肝气引起的拘急症状。〕损其肾者，益其精，此治损之法也。

　　脉有一呼再至，一吸再至；有一呼三至，一吸三至；有一呼四至，一吸四至；有一呼五至，一吸五至；一呼六至，一吸六至；有一呼一至，一吸一至；有再呼一至，再吸一至；有呼吸再至。〔**有呼吸再至**：再，二次。此句为再呼再吸一至，即二息一至。〕

脉来如此，何以别知其病也？

然：脉来一呼再至，一吸再至，不大不小曰平，一呼三至，一吸三至，为适得其病。前大后小，即头痛、目眩；前小后大，〔**前小后大**：前，指关前寸脉。后，指关后尺脉。大、小，指脉象。〕即胸满、短气。

一呼四至，一吸四至，病欲甚，脉洪大者，苦烦满；沉细者，〔**沉细**：指脉象。本段中的浮大、大小也指脉象名称。〕腹中痛，滑者伤热，涩者中雾露。一呼五至，一吸五至，其人当困，〔**困**：危重。〕沉细夜加，〔**加**：增剧。〕浮大昼加，不大不小，虽困可治，其有大小者，为难治一呼六至，一吸六至，为死脉也，沉细夜死，浮大昼死。一呼一至，一吸一至，名曰损，人虽能行，犹当着床，所以然者，血气皆不足故也。再呼一至，再吸一至，呼吸再至，名曰无魂，〔**无魂**：指严重的失神状态。〕无魂者当死也，人虽能行，名曰行尸。〔**行尸**：行，动的意思。行尸指病人已至频死阶段，虽尚稍能活动，但意识已散失，犹如行尸。〕

上部有脉，〔**上部**：指寸口。〕下部无脉，〔**下部**：指尺部。〕其人当吐，不吐者死。上部无脉，下部有脉，虽困无能为害。所以然者，人之有尺，譬如树之有根，枝叶虽枯槁，根本将自生。脉有根本，人有元气，〔**元气**：又称原气。元气，包括元阴和元阳之气，禀受于先天而赖后天荣养而滋生。它发源于肾（包括命门），借三焦之道，通达全身，推动五脏六腑等一切器官组织的活动，为人体生气之原。参阅第八难、三十八难及六十六难。〕故知不死。

本难论述损至脉的病证、预后及治法；提出"脉有根本，人有元气"，突出尺部脉的重要性。

十五难曰：经言，春脉弦，夏脉钩，〔**钩**：即洪脉。〕秋脉毛，〔**毛**：即浮脉。〕冬脉石。是王脉耶？将病脉也？

然：弦、钩、毛、石者，四时之脉也。春脉弦者，肝东方木也，万物始生，未有枝叶，故其脉之来，濡弱而长，故曰弦。夏脉钩者，心南方火也，万物之所茂，垂枝布叶，皆下曲如钩，故其脉之来疾去

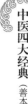

迟，〔**来疾去迟**：来、去，指脉的来去，在脉的每次搏动过程中，脉波由起始至高峰为来，由高峰至终了为去。疾、迟，即快慢。〕故曰钩。秋脉毛者，肺西方金也，万物之所终，草木华叶，〔**华叶**：即花叶。〕皆秋而落，其枝独在，若毫毛也。故其脉之来，轻虚以浮，故曰毛。冬脉石者，肾北方水也，万物之所藏也，盛冬之时，水凝如石，故其脉之来，沉濡而滑，故曰石。此四时之脉也。

如有变奈何？

然：春脉弦，反者为病。

何谓反？

然：其气来实强，是谓太过，病在外；气来虚微，是谓不及，病在内。气来厌厌聂聂，〔**厌厌聂聂**：形容轻柔和缓的脉象。〕如循榆叶曰平，〔**循**：抚摩之意，如循长竿，形容弦滑而直的脉象。〕益实而滑，如循长竿曰病；急而劲益强，如新张弓弦曰死。春脉微弦曰平，弦多胃气少曰病，〔**胃气**：四季脉均以胃气为本。胃气脉为从容和缓，均匀流利之象。〕但弦无胃气曰死，春以胃气为本。

夏脉钩，反者为病。何谓反？

然：其气来实强，是谓太过，病在外；气来虚微，是谓不及，病在内。其脉来累累如环，〔**累累如环**：形容脉来连续不断，如玉环滚动。〕如循琅玕曰平；〔**琅玕**：指美石如玉。〕来而益数，如鸡举足者曰病；〔**来而益数，如鸡举足**：鸡举足的动作较践地时为速疾，比喻较促而欠缓和的脉象。〕前曲后居，如操带钩曰死。〔**前曲后居，如操带钩**：前、后，指脉的来去。居为"倨"的借字。两句形容脉来时屈曲，去时强劲而微曲，如执带钩状。〕夏脉微钩曰平，钩多胃气少曰病，但钩无胃气曰死。夏以胃气为本。

秋脉毛，反者为病。何谓反？

然：其气来实强，是谓太过，病在外；气来虚微，是谓不及，病在内。其脉来蔼蔼如车盖，〔**蔼蔼如车盖**：形容浮大而轻盈的脉象。〕按之益大曰平；不上不下，如循鸡羽曰病；〔**不上不下，如循鸡羽**：形容脉象轻按不显，重按不明，如鸡羽的中央稍坚，两旁虚弱。〕按之萧索，如风吹毛曰死。〔**按之萧索，如风吹毛**：萧索，为云气疏散的样子。按之萧索，如风吹毛形容脉象有飘忽浮散之象，与上文"按之益大"者相反。〕秋脉微毛曰平，毛多胃气少曰病，但毛无胃气曰死。秋以胃气为本。

冬脉石，反者为病。何谓反？

然：其气来实强，是谓太过，病在外；气来虚微，是谓不及，病在内。脉来上大下兑，〔**上大下兑**：上、下，指脉的浅部深部。兑，同"锐"。上大下兑即轻按脉形宽大，重按细小的脉象。〕濡滑如雀之喙曰平；〔**喙**：鸟类的嘴。雀嘴上大下小，以形容上大下锐的脉。〕啄啄连属，〔**啄啄连属**：如鸟雀啄食，形容脉象短促搏指。〕其中微曲曰病；〔**微曲**：指微有钩象之脉。〕来如解索，〔**解索**：解开绳索，形容脉来散乱之象。〕去如弹石曰死。冬脉微石曰平，石多胃气少曰病，但石无胃气曰死。冬以胃气为本。

胃者，水谷之海，主禀。〔**禀**：接受。〕四时故皆以胃气为本，〔**四时故**：即故四时。〕是谓四时之变病、死、生之要会也。〔**要会**：即要点、关键。〕脾者中州也，其平和不可得见，衰乃见耳。来如雀之啄，〔**如雀之啄**：形容脉来尖锐而断续不匀。后世称"雀啄脉"。〕如水之下漏，〔**如水之下漏**：如房屋漏水，形容脉来时断时续，乍疏乍数。后世称"屋漏脉"。〕是脾衰之见也。

本难讨论四时正常和异常的脉象，强调四时脉均以胃气为本，突出了胃气的重要性。

十六难曰：脉有三部九候，〔**三部九候**：三部指寸、关、尺，九候参阅"十八难"。另《素问·三部九候论》是以人体头、手、足部作为上中下三部，每一部的诊脉部位又分为天、地、人三候，共九候。与本难不同。〕有阴阳，有轻重，有六十首，〔**六十首**：为古代诊法，今已失传。〕一脉变为四时，〔**一脉变为四时**：按文义此上疑脱"有"字。"脉变"指春弦、夏钩、秋毛、冬石的变化。〕离圣久远，各自是其法，何以别之？

然：是其病，〔**是**：只是。〕有内外证。

其病为之奈何？

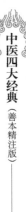

然：假令得肝脉，其外证善洁，〔**善洁：**善，多。洁，亦作"瘵"、"瘜"。善洁指多见瘵瘜抽搐之证。〕面青，善怒；其内证齐左有动气，〔**齐：**通"脐"。**动气：**指在脐部周围自觉或他觉的搏动或攻动感。〕按之牢若痛；〔**牢若痛：**指坚硬而且疼痛。〕其病四肢满，〔**四肢满：**指上下肢肿胀。〕闭癃，〔**闭癃：**指排尿困难，点滴而下，甚则闭塞不通的病证。〕溲便难，〔**溲便：**指大便。〕转筋。〔**转筋：**俗名抽筋，常见于小腿腓肠肌，甚则牵连腹部拘急。〕有是者肝也，无是者非也。

假令得心脉，其外证面赤，口干，喜笑；其内证脐上有动气，按之牢若痛；其病烦心、心痛，掌中热而哕。〔**哕：**即干呕、呃逆。〕有是者心也，无是者非也。

假令得脾脉，其外证面黄，善噫，〔**噫：**即嗳气。〕善思，善味；〔**善味：**指好食重味。〕其内证当脐有动气，按之牢若痛；其病腹胀满，食不消，体重，节痛，〔**节痛：**指关节疼痛。〕怠堕，〔**怠堕：**指疲乏无力。〕嗜卧，四肢不收。有是者脾也，无是者非也。

假令得肺脉，其外证面白，善嚏，悲愁不乐，欲哭；其内证脐右有动气，按之牢若痛；其病喘咳，洒淅寒热。〔**洒淅：**指寒栗的样子。〕有是者肺也，无是者非也。

假令得肾脉，其外证面黑，善恐善欠；〔**善欠：**指常打哈欠。〕其内证脐下有动气，按之牢若痛。其病逆气，小腹急痛，泄如下重，〔**泄如下重：**指腹泻而且有下坠感。〕足胫寒而逆。有是者肾也，无是者非也。

本难讨论五脏疾病脉与证的关系，突出了证的重要性。

十七难曰：经言，病或有死，或有不治自愈，或连年月不已，〔**或有不治自愈，或连年月不已：**本难中未见答语，疑有脱漏。丁锦曰："不治自愈即十三难之相生脉。或连年月即五十五难积聚病之相应，故曰可尽知也。"可参考。〕其死生存亡，可切脉而知之耶？

然：可尽知也。诊病若闭目不欲见人者，脉当得肝脉强急而长，〔**强急：**即弦急。〕反得肺脉浮短而涩者，死也。

病若开目而渴，心下牢者，脉当得紧实而数，而反得沉涩而微者，〔微：指微脉，脉极软弱，似有似无，模糊不清。〕死也。

病若吐血，复衄衄血者，〔衄：即鼻塞而流清涕。衄：即鼻出血。〕脉当沉细，而反浮大而牢者，〔牢：指牢脉，脉似沉似伏，重按实而弦长。〕死也。

病若谵言妄语，身当有热，脉当洪大，而反手足厥逆，脉沉细而微者，死也。

病若大腹而泄者，脉当微细而涩；反紧大而滑者，死也。

本难列举五种病证，论述脉证相应与相反的预后，突出了在某种情况下，脉诊的重要性。

十八难曰：脉有三部，部有四经，〔**部有四经**：部，指寸、关、尺三部。十二经分别属于左右寸、关、尺，每部各有二经，两侧共为四经，所以说部有四经。〕手有太阴、阳明，足有太阳、少阴，为上下部，何谓也？

然：手太阴、阳明，金也；足少阴、太阳，水也。金生水，水流下行而不能上，故在下部也。〔**下部**：指尺部。〕足厥阴、少阳，木也，生手太阳、少阴火，火炎上行而不能下，故为上部。〔**上部**：指寸部。〕手心主、〔**手心主**：即手厥阴心包经。〕少阳火，生足太阴、阳明土，土主中宫，故在中部也。〔**中部**：指关部。〕此皆五行子母更相生养者也。

脉有三部九侯，各何主之？

然：三部者，寸、关、尺也。九侯者，浮、中、沉也。上部法天，〔**法**：指效法。〕主胸上至头之有疾也；中部法人，主膈以下至脐之有疾也；〔**膈**：通"膈"。〕下部法地，主脐以下至足之有疾也。审而刺之者也。〔**审而刺之**：刺为刺探、审候的意思，此句即诊察病情的证候。〕

人病有沉滞久积聚，〔**沉滞**：指沉伏体内的积滞之病。〕可切脉而知之耶？

然：诊病在右胁有积气，得肺脉结，〔**肺脉结**：即寸口脉见浮涩

15

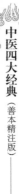

而短的肺脉时，出现不规则的歇止脉。〕脉结甚则积甚，结微则气微。〔气微：指积聚之气轻微。〕

诊不得肺脉，而右胁有积气者，何也？

然：肺脉虽不见，右手脉当沉伏。

其外痼疾同法耶，〔痼疾：指久治不愈，比较顽固的疾病。〕将异也？

然：结者，脉来去时一止，无常数，名曰结也。伏者，脉行筋下也。浮者，脉在肉上行也。左右表里，法皆如此。假令脉结伏者，内无积聚；脉浮结者，外无痼疾；有积聚，脉不结伏；有痼疾，脉不浮结。为脉不应病，病不应脉，是为死病也。〔**徐大椿曰：**"人病以下至末，与前文不类，疑是五十二、五十五、五十六难等内错简。"此说可参。〕

　　本难讨论三部脉法与脏腑经脉的配合关系及寸、关、尺三部脉位与全身上中下部位相配的诊脉法，还论述了积聚痼疾的脉象诊断。

　　十九难曰：经言，脉有逆顺，〔逆顺：指脉象是否符合下文所示男女左右尺寸盛衰的规律。符合者为顺，不符合者为逆。〕男女有常。而反者，何谓也？

然：男子生于寅，寅为木，阳也；女子生于申，申为金，阴也。〔**男子生于寅、女子生于申：**主要用以说明男女两性的阴阳五行属性不同而反映在脉象上的差异，如男子寸盛尺弱，女子尺盛寸弱。但临床所见，并不都是这样的。〕故男脉在关上，女脉在关下。是以男子尺脉恒弱，女子尺脉恒盛，是其常也。反者，男得女脉，女得男脉也。

其为病何如？

然：男得女脉为不足，病在内。左得之，病则在左；右得之，病在右。随脉言之也。女得男脉为太过，病在四肢；左得之，病则在左；右得之，病在右，随脉言之。此之谓也。

　　本难以尺部脉的强弱区别男女正常生理的不同脉象，并据此提出不同性别在诊得相反之脉时所反映的病变性质和部位。

二十难曰：经言脉有伏匿。〔**伏匿**：隐伏藏匿。阳脉中有时见阴脉，为阳中伏阴。阴脉中有时见阳脉，为阴中伏阳，是为伏匿。〕伏匿于何脏而言伏匿耶？

然：谓阴阳更相乘，更相伏也。脉居阴部而反阳脉见者，〔**阴部**：指尺部。〕为阳乘阴也，虽阳脉时沉涩而短，此谓阳中伏阴也。脉居阳部而反阴脉见者，〔**阳部**：指寸部。〕为阴乘阳也，虽阴脉，时浮滑而长，此谓阴中伏阳也。

重阳者狂，〔**重阳**：指尺寸阴阳部位俱见阳脉。〕重阴者癫。〔**重阴**：指尺寸阴阳部位俱见阴脉。〕脱阳者见鬼；〔**脱阳**：寸部脉脱失为脱阳。〕脱阴者目盲。〔**脱阴**：尺部脉脱失为脱阴。〕

本难从诊脉部位和脉象的阴阳属性来分析阴阳伏匿的脉象。

二十一难曰：经言人形病，脉不病，曰生；脉病，形不病，曰死。何谓也？

然：人形病，脉不病，非有不病者也，谓息数不应脉数也。此大法。〔**非有不病……此大法**：此十七字之答词，文意不类，疑有误脱。〕

本难论形病与脉病的关系，提出诊脉时应同时注意病人的呼吸是否与脉搏相应。

二十二难曰：经言脉有是动，有所生病。一脉辄变为二病者，何也？

然：经言是动者，气也；所生病者，血也。邪在气，气为是动；邪在血，血为所生病。气主呴之，〔**呴**：音"xǔ"，同"煦"，指温暖。〕血主濡之。〔**濡**：指滋养。〕气留而不行者，为气先病也；血壅而不濡者，为血后病也。故先为是动，后所生病也。

本难讨论经脉病"是动"与"所生病"的基本概念，指出其主要区别为气与血、先与后之分。

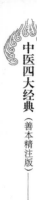

导读分析

一、文章大意 ▶ ▶ ▶

　　本篇从第一难至第二十二难，主要论述有关中医脉学方面的问题。首先提出了诊脉应当独取寸口，因为寸口是"脉之大会"、"五脏六腑之始终"，所以独取寸口是候脉诊病的基本方法。接着又阐述寸口部位关尺的阴阳属性、尺寸的长度以及位置的划分。对于诊脉的轻重指法、人体三部九候的意义、诊察病候及其预测疾病等方法，都有详细叙述。还强调重视阴阳理论对脉诊的重要意义。文中还论述了脉象的正常与反常等各种情况。

二、结构分析 ▶ ▶ ▶

分析切脉独取寸口的原理（第一难）

论述寸口脉分三部九候 ｛ 说明寸口脉中寸、关、尺三部的位置、长度、范围及其阴阳属性（第二难）

讨论寸口脉三部九候与脏腑经脉的配合关系（第十八难）

论述各种正常与反常的脉象 ｛
尺寸太过、不及的异常脉象（第三难）
一年六个时节的旺脉（第七难）
五脏六腑之邪互相干犯会出现十种不同的脉象变化（第十难）
歇止脉与肾气衰竭的关系（第十一难）
损脉、至脉的病证、预后及治法（第十四难）
四季正常和异常的脉象（第十五难）
男女正常和异常的脉象（第十九难）
阴阳隐匿的脉象（第二十难）

论述诊脉的方法 ｛ 诊脉的轻重手法（第五难）
色、脉及尺肤诊等诊法应当相应参照（第十三难）

论述脉象的阴阳属性（见后）

论述脉象与病证的关系（见后）

论述脉象的阴阳属性 ⎧ 从五脏及六种脉象的角度来论述脉的阴阳属性（第四难）
　　　　　　　　　⎨ 以浮取、沉取所得脉象的大小来区别脉的阴阳虚实属性
　　　　　　　　　⎩ （第六难）
　　　　　　　　　　 以迟、数脉来区分脉象的阴阳属性（第九难）

论述脉象与病证的关系 ⎧ 五脏疾病脉与证的关系（第十六难）
　　　　　　　　　　　⎪ 列举五种病证，阐述其脉证相应与相反的预后（第十
　　　　　　　　　　　⎪ 七难）
　　　　　　　　　　　⎨ 形病与脉病的关系（第二十一难）
　　　　　　　　　　　⎪ 分析寸口脉正常而死的原理（第八难）
　　　　　　　　　　　⎪ 论述五脏脉的虚实误治（第十二难）
　　　　　　　　　　　⎩ 讨论是动、所生病与气血先后的关系（第二十二难）

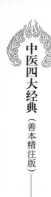

论经络

二十三难曰：手足三阴三阳脉之度数，〔**度数：**即度量经脉长短的尺寸数。〕可晓以不？〔**不：**同"否"。〕

然：手三阳之脉，从手至头，长五尺，五六合三丈。手三阴之脉，从手至胸中，长三尺五寸，三六一丈八尺，五六三尺，合二丈一尺。足三阳之脉，从足至头，长八尺，六八四丈八尺。足三阴之脉，从足至胸，长六尺五寸，六六三丈六尺，五六三尺，合三丈九尺。人两足跷脉，从足至目，长七尺五寸，二七一丈四尺，二五一尺，合一丈五尺。督脉、任脉，各长四尺五寸，二四八尺，二五一尺，合九尺。凡脉长一十六丈二尺，此所谓经脉长短之数也。

经脉十二，络脉十五，何始何穷也？〔**穷：**终极。〕

然：经脉者，行血气，通阴阳，以荣于身者也。其始从中焦，〔**始从中焦：**中焦，指脾胃。食物入胃，经过胃的腐熟、脾的运化，吸收水谷精微，上注于心肺，化生气血，然后通过经脉运行于全身，所以说其始从中焦。〕注手太阴、阳明；阳明注足阳明、太阴；太阴注手少阴、太阳；太阳注足太阳、少阴；少阴注手心主、少阳；少阳注足少阳、厥阴；厥阴复还注手太阴。别络十五，〔**别络十五：**指十二经脉各有一络，加阳络、阴络、脾之大络，共为十五络脉，详见二十六难。〕皆因其原，〔**皆因其原：**因，顺着。原，起始。皆因其原即十五络脉都顺着经脉起始。〕如环无端，转相灌溉，朝于寸口、〔**朝：**会集。〕人迎，以处百病，而决死生也。

经云，明知终始，阴阳定矣，何谓也？

然：终始者，〔**终始：**指脉气的竭尽和开始。〕脉之纪也。〔**纪：**即道理、法度。〕寸口、人迎，阴阳之气，通于朝使，〔**朝使：**指经脉气血的会聚与分出。〕如环无端，故曰始也。终者，三阴三阳之脉绝，绝则死。死各有形，故曰终也。〔十二经脉气绝，在死亡前期的有关症状，二十四难有较详的叙述，可以互参。〕

　　本难讨论经脉的主要功能，十二经脉、任、督、跷脉的起止长度，十二经脉与十五络脉的循环流注顺序，以及寸口、人迎脉在诊断上的价值。

　　二十四难曰：手足三阴三阳气已绝，何以为候，可知其吉凶不？

　　然：足少阴气绝，则骨枯。少阴者，肾脉也，伏行而温于骨髓。故骨髓不温，〔**温于骨髓、骨髓不温：**此两句中的"温"字疑为"濡"字的错误。〕即肉不着骨；骨肉不相亲，即肉濡而却；肉濡而却，〔**肉濡而却：**濡，音义同"软"。却，退缩，引申为萎缩。肉濡而却指肌肉松软而萎缩。〕故齿长而枯，发无润泽；无润泽者，骨先死。戊日笃，〔**笃：**指疾病严重。〕己日死。

　　足太阴气绝，则脉不荣其口唇。口唇者，肌肉之本也。脉不荣，则肌肉不滑泽；肌肉不滑泽，则肉满；〔**肉满：**从下句"唇反"观之，肉当指人中部位的皮肉，满即肿满。〕肉满，则唇反；〔**唇反：**反，义同"翻"。因人中肿满，故口唇内翻。〕唇反，则肉先死。甲日笃，乙日死。

　　足厥阴气绝，即筋缩引卵与舌卷。厥阴者，肝脉也。肝者，筋之合也。筋者，聚于阴器而络于舌本，故脉不荣，则筋缩急；即引卵与舌；故舌卷卵缩，此筋先死。庚日笃，辛日死。

　　手太阴气绝，即皮毛焦。太阴者，肺也，行气温于皮毛者也。气弗荣，则皮毛焦；皮毛焦则津液去；津液去则皮节伤；皮节伤，〔**皮节伤：**指皮肤、关节损伤。〕则皮枯毛折；毛折者，则毛先死。丙日笃，丁日死。

　　手少阴气绝，则脉不通；脉不通则血不流；血不流则色泽去，故面色黑如梨，〔**梨：**通"黧"，指黄黑色。〕此血先死，壬日笃，癸日死。

　　三阴气俱绝者，〔**三阴：**指手足三阴经。〕则目眩转、目瞑；〔**目**

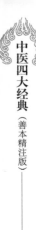

眩转：指视物不清，眼珠上翻。瞑：即闭目。〕目瞑者为失志，〔**失志**：即丧失意识。〕失志者则志先死，死即目瞑也。

六阳气俱绝者，则阴与阳相离，阴阳相离则腠理泄，〔**腠理**：泛指皮肤、肌肉、脏腑的纹理及皮肤、肌肉间隙交接处的结缔组织，是渗泄体液、流通气血的门户，有抗御外邪内侵的功能。〕绝汗乃出，〔**绝汗**：病危或濒死前汗出如珠，着身而不流，或汗出如油不止，称为绝汗。〕大如贯珠，转出不流，即气先死。旦占夕死，〔**占**：即预测。〕夕占旦死。

本难分述五脏手足阴经气绝时出现的证候及其预后，并总述三阴气绝与六阳气绝时的垂危证候。

二十五难曰：有十二经，五脏六腑十一耳，其一经者，何等经也？

然：一经者，手少阴与心主别脉也。心主与三焦为表里，俱有名而无形，故言经有十二也。〔本难中关于三焦的内容，可参阅八难、二十三难、三十一难、三十八难、三十九难、六十二难、六十六难。〕

本难讨论人体内经脉与脏腑的总数，经脉有十二，脏腑有十一，多余的一经是手心主包络之脉，并提出心包与三焦俱有名而无形的见解。

二十六难曰：经有十二，络有十五，余三络者，是何等络也？

然：有阳络，有阴络，有脾之大络。阳络者，阳跷之络也。阴络者，阴跷之络也。故络有十五焉。〔**络有十五**：《灵枢·经脉》十五络又称十五别，其为十二经加任、督之络及脾之大络，与本难略有不同。〕

本难介绍十五络除十二经之络脉外的另外三条络脉。

二十七难曰：脉有奇经八脉者，不拘于十二经，何谓也？

然：有阳维，有阴维，有阳跷，有阴跷，有冲，有督，有任，有带之脉。凡此八脉者，皆不拘于经，故曰奇经八脉也。〔**奇经**：指十

二经以外，功能相异的一类经脉。〕

经有十二，络有十五，凡二十七气，相随上下，何独不拘于经也？

然：圣人图设沟渠，通利水道，以备不然。〔不然：《脉经》卷二第四作"不虞"，宜从《脉经》，即不测的意思。〕天雨降下，沟渠溢满，当此之时，霶霈妄行，〔霶霈：音"pāngpèi"，同"滂沛"，指大水涌貌，比喻人身经脉中气血的流行。〕圣人不能复图也。此络脉满溢，诸经不能复拘也。

本难论述奇经的概念及功用。

二十八难曰：其奇经八脉者，既不拘于十二经，皆何起何继也？〔起：始。继：孙鼎宜曰："继疑当作止"，即停止的意思。〕

然：督脉者，起于下极之俞，〔下极之俞：下极，指躯干最下部。下极之俞指前后阴之间的会阴穴。〕并于脊里，上至风府，〔风府：督脉的俞穴，在项后正中线入发际一寸凹陷中。〕入属于脑。任脉者，起于中极之下，〔中极之下：中极，任脉的穴名，在腹正中线脐下四寸。中极之下，即胞门子户（会阴）所在之处。〕以上毛际，循腹里，上关元，〔关元：任脉的穴名，在腹正中线下三寸。〕至咽喉。冲脉者，起于气冲，〔气冲：胃经穴名，一名气街，在腹正中线旁开二寸腹股沟中与耻骨联合上缘水平线交点动脉处。〕并足阳明之经，夹奇上行，〔奇：通"脐"。〕至胸中而散也。

带脉者，起于季胁，〔季胁：又名季肋，相当于侧胸第十一、第十二肋软肋部。〕回身一周。〔回身：指环绕腰腹部。〕阳跷脉者，起于跟中，循外踝上行，入风池。〔风池：胆经的穴名，在项后枕骨下两侧凹陷处。〕阴跷脉者，亦起于跟中，循内踝上行，至咽喉，交贯冲脉。〔交贯：即交会贯通。〕阳维、阴维者，维络于身，溢畜，〔畜：通"蓄"，聚合的意思。〕不能环流灌溉诸经者也。故阳维起于诸阳会也，阴维起于诸阴交也。

比于圣人图设沟渠，沟渠满溢，流于深湖，故圣人不能拘通也。而人脉隆盛，入于八脉而不环周，〔不环周：指不复归十二经周流。〕

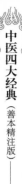

故十二经亦有不能拘之。其受邪气，畜则肿热，砭射之也。〔**砭射之**：砭，砭石，古代用作针刺及外科医疗工具的石针、石片。砭射之即用砭石刺入人体的腧穴。〕

本难论述奇经八脉的起止及其循行的路线。指出奇经对十二经脉气血的盛衰起调节的作用。

二十九难曰：奇经之为病，何如？

然：阳维维于阳，〔**维于阳**：维，联系的意思。"维于阳"即联系各阳经。〕阴维维于阴，阴阳不能自相维，则怅然失志，〔**怅然失志**：怅，通"伥"。怅然，指神思恍惚的样子。失志，指神志错乱的病症。〕溶溶不能自收持。〔**溶溶**：指倦怠无力的样子。〕阳维为病苦寒热，阴维为病苦心痛。阴跷为病，阳缓而阴急，〔**阳缓而阴急**：指外侧弛缓而内侧拘急。〕阳跷为病，阴缓而阳急。冲之为病，逆气而里急。督之为病，脊强而厥。

任之为病，其内苦结，男子为七疝，〔**七疝**：《诸病源后论》说："七疝者，厥疝、癥疝、寒疝、气疝、盘疝、胕疝、狼疝。"〕妇子为瘕聚。〔**瘕聚**：指腹部气聚成块的一类病症。〕带之为病，腹满，腰溶溶若坐水中。此奇经八脉之为病也。

本难讨论奇经八脉的病变和主要证候。

导读分析

一、文章大意 ▶▶▶

本篇从第二十三难至第二十九难，主要论述关于经络学方面的问题。主要内容有十二经络的循行方向、流注次序，各经络的长度，十五络脉的组成，奇经八脉的概念、循行及病变。对于阴阳各经气绝病证的证候表现、证治及预后也有详细的论述。

二、结构分析▶▶▶

论述经脉的长度与循行
（第二十三难）
- 首先论述十二经脉，任、督、跷脉的起止长度
- 其次论述经脉的主要功能，十二经脉、十五络脉的循环流
- 注顺序
- 最后论述寸口、人迎脉在诊断上的价值

论述各经气绝时出现的证候及其预后（第二十四难）

论述经脉与脏腑的配合，并提出心包与三焦俱有名而无形的见解（第二十五难）

介绍十五络脉除十二经之络脉外的另外三条络脉（第二十六难）

论述奇经八脉的概念、循行及病变
- 奇经的概念及功用（第二十七难）
- 奇经八脉的起止及其循行的路线（第二十八难）
- 奇经八脉的病变和主要证候（第二十九难）

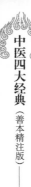

论脏腑

三十难曰：荣气之行，常与卫气相随不？

然：经言人受气于谷。谷入于胃，乃传于五脏六腑，五脏六腑皆受于气。其清者为营，浊者为卫，荣行脉中，卫行脉外，荣周不息，〔荣周不息：指荣卫之气循环周流不息。〕五十而复大会。阴阳相贯，〔阴阳相贯：指阴经阳经相互贯通。〕如环之无端，故知营卫相随也。

本难讨论营卫的生成及循行，指出营卫之气来源于饮食水谷，通过脾胃的消化，吸收其中的精华部分化生而成的。

三十一难曰：三焦者，何禀？〔禀：指承受。〕何生？何始？何终？其治常在何许？〔许：即处所。〕可晓以不？

然：三焦者，水谷之道路，气之所终始也。上焦者，在心下，下膈，在胃上口，主内而不出。〔内：通"纳"，即纳入。〕其治在膻中，〔治：指针治部位。〕玉堂下一寸六分，直两乳间陷者是。中焦者，在胃中脘，不上不下，主腐熟水谷。〔腐熟水谷：指脾胃的消化饮食，吸收精气，蒸化津液，使营养物质化生营血的作用。〕其治在齐傍。〔齐：通"脐"。〕下焦者，在齐下，当膀胱上口，主分别清浊，主出而不内，以传导也。〔导：指通道。〕其治在齐下一寸。〔齐下一寸：即任脉的阴交穴。〕故名曰三焦。其府在气街。〔府：指会聚。气街：指气的道路。〕

本难论述三焦的部位和主要功能，同时指出主治三焦病变的穴位名称和部位。

三十二难曰：五脏俱等，而心肺独在鬲上者，何也？

然：心者血，肺者气。血为荣，气为卫，相随上下，谓之荣卫。
〔荣卫：荣，荣气，又称营气。卫，即卫气。〕通行经络，营周于外，
〔营周：指循环周流。〕故令心肺独在膈上也。

本难讨论心肺的部位，突出心与荣血、肺与卫气的关系。

三十三难曰：肝青象木，肺白象金。肝得水而沉，木得水而浮；
肺得水而浮，金得水而沉。其意何也？

然：肝者，非为纯木也，〔**非为纯木**：指肝在五行中比类于木，
并非纯粹的木。〕**乙角**也，〔**乙角**：十天干分阴阳，甲、丙、戊、庚、
壬属阳，乙、丁、己、辛、癸属阴。配五行，甲乙为木、丙丁为火、
戊己为土、庚辛为金、壬癸为水。配五脏、五音，为肝、心、脾、
肺、肾；角、徵、宫、商、羽。乙角代表肝（阴木）。〕**庚之柔**。〔**庚
之柔**：十天干按五行相克规律排列，叫做阴阳相配。阳为刚，阴为
柔，又称刚柔相合。即甲己、乙庚、丙辛、丁壬、戊癸。属阴的乙木
与属阳的庚金相合，乙木便是庚之柔。〕大言阴与阳，小言夫与妇。
释其微阳，〔**释**：释放。**微阳**：指乙木的性质。五行各有旺时，木旺
于春，乙木是应于初春的阴木，其时阴气尚盛，阳气犹微，故称微
阳〕而**吸其微阴之气**，〔**微阴**：指庚金的性质。金旺于秋，庚金是应
于初秋的阳金，其时阳气尚盛，阴气犹微，故称微阴。〕**其意乐金，
又行阴道多**，〔**其意乐金，又行阴道多**：它乐于从金而带有金性，金
又旺于秋季，秋季阴气渐盛，使肝中阴多。〕故令肝得水而沉也。肺
者，非为纯金也，**辛商**也，〔**辛商**：代表肺。〕**丙之柔**。〔**丙之柔**：属
阴的辛金与属阳的丙火相合，故称辛金为丙之柔。〕大言阴与阳，小
言夫与妇。释其微阴，**婚而就火**，〔**婚而就火**：指辛金婚配于丙火。〕
其意乐火，又**行阳道多**，〔**行阳道多**：火旺于夏，夏日阳气偏盛，使
肺中阳多，故称行阳道多。〕故令肺得水而浮也。

肺熟而复沉，肝熟而复浮者，〔**肺熟而复沉，肝熟而复浮**：熟，
成熟、纯粹的意思。相交之气散，阴阳分离而金木各返其本性，而成
为纯金和纯木，金沉木浮，故肺熟而复沉，肝熟而复浮。〕何也故知
辛当归庚，乙当归甲也。

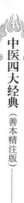

本难叙述肝肺两脏的五行属性。肝属木，肺属金。并对肝入水而沉，肝取类比象木却浮于水，肺入水而浮，肺取类比象金却沉于水的现象，以五行理论作出解释。

三十四难曰：五脏各有声、色、臭、味、液，皆可晓知以不？

然：《十变》言，〔**十变**：古医经名，今已无考。本书共引三处，除见于本难外，尚见于六十三难、六十四难。〕肝色青，其臭臊，其味酸，其声呼，其液泣；〔**泣**：眼泪。〕心色赤，其臭焦，其味苦，其声言，其液汗；脾色黄，其臭香，其味甘，其声歌，其液涎；肺色白，其臭腥，其味辛，其声哭，其液涕；肾色黑，其臭腐，其味咸，其声呻，其液唾。是五脏声、色、臭、味、液也。

五脏有七神，各何所藏那？

然：脏者，人之神气所舍藏也。故肝藏魂，〔**魂**：司人的随意运动，与意识、思维、梦寐有关。〕肺藏魄，〔**魄**：指人体本能的感觉和动作，与记忆、意识有关。〕心藏神，〔**神**：指人的精神、情志、思维、意识、感觉、运动功能，以及表现出来的聪明智慧。〕脾藏意与智，〔**意**：指印象、记忆功能。**智**：指智慧，对事物能认识、辨析、判断处理和发明创造的能力。〕肾藏精与志也。〔**精**：指生命之精，生殖之精。**志**：指诸神之志，与记忆有关。〕

本难论述五脏与五声、五色、五臭、五味、五液的特殊联系。同时指出人有七神，分别舍藏于五脏之中，说明五脏与精神意识的密切关系。

三十五难曰：五脏各有所，腑皆相近，而心、肺独去大肠、小肠远者，何谓也？

然：经言，心荣肺卫，通行阳气，〔**阳气**：指荣卫之气。〕故居在上。大肠、小肠，传阴气而下，〔**阴气**：指糟粕秽浊之气。〕故居在下。所以相去而远也。

又诸腑者，皆阳也，清净之处。今大肠、小肠、胃与膀胱，皆受不净，〔**皆受不净**：指胃、肠、膀胱储藏的食物及其残渣，与五脏储藏精气相对而言较为污浊，所以说皆受不净。〕其意何也？

然：诸腑者谓是，〔**是**：即"此"，指上文"清静之处"。〕非也。经言小肠者，受盛之腑也；〔**受盛之腑**：指小肠是接受容纳来自胃中水谷的脏腑。〕大肠者，传写行道之腑也；〔**传写行道之腑**：道，同"导"，指大肠是传送小肠下移的糟粕并使之从肛门排出的脏腑。〕胆者，清净之腑也；〔**清净之腑**：指膀胱是贮藏尿液的脏腑。〕胃者，水谷之腑也；膀胱者，津液之腑也。一腑犹无两名，故知非也。〔**句释**：一个腑是没有两种名称的，所以知道把各腑都称作清净之处的说法是不对的。〕小肠者，心之腑；大肠者，肺之腑；胆者，肝之腑；胃者，脾之腑；膀胱者，肾之腑。

小肠谓赤肠，大肠谓白肠，胆者谓青肠，胃者谓黄肠，膀胱者谓黑肠。〔**句释**：五腑称为五色肠，是根据相合脏腑所主的颜色而命名的。〕下焦之所治也。

本难讨论脏与腑相合的关系及腑的功能，并指出大小肠等五腑可分别称为五色之肠。

三十六难曰：脏各有一耳，肾独有两者，何也？

然：肾两者，非皆肾也。其左者为肾，右者为命门。命门者，诸神精之所舍，原气之所系也；〔**原气**：指元气。〕男子以藏精，女子以系胞。〔**胞**：指女子胞，即子宫。〕故知肾有一也。

本难提出左肾右命门的论点，并论述命门的主要功能。

三十七难曰：五脏之气，于何发起，通于何许，〔**许**：处所。〕可晓以不？

然：五脏者，当上关于上七窍也。〔**当上关于上七窍也**：指应与上部头部耳鼻目口舌七窍相关连。〕故肺气通于鼻，鼻和则知香臭矣；肝气通于目，目和则知黑白矣；脾气通于口，口和则知五味矣；心气通于舌，舌和则知五味矣；肾气通于耳，耳和则知五音矣。〔**五音**：指角、徵、宫、商、羽五个音阶，此泛指各种声音。〕

五脏不和，则七窍不通；六腑不和，则留结为痈。

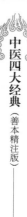

邪在六腑，则阳脉不和，阳脉不和，则气留之；气留之，则阳脉盛矣。邪在五脏，则阴脉不和，阴脉不和，则血留之；血留之，则阴脉盛矣。阴气太盛，则阳气不得相营也，故曰格。阳气太盛，则阴气不得相营也，故曰关。阴阳俱盛，不得相营也，故曰关格。关格者，〔**关格**：关，关闭，下见二便不通。格，格拒，上见吐逆。关格是病名，在上由于三焦之气不流通，寒遏胸中，饮食不下，故吐逆；在下由于热结下焦，津液干涸，气化障碍，故关闭。本难关格的概念，与三难言脉的"关格"，意义不同。〕不得尽其命而死矣。

经言，气独行于五脏，不营于六腑者，何也？

然：夫气之所行也，如水之流，不得息也。故阴脉营于五脏，阳脉营于六腑，如环无端，莫知其纪，〔**纪**：即调理。〕终而复始，其不覆溢，〔**其不覆溢**：指经脉气血不倾倒不外溢。〕人气内温于脏腑，外濡于腠理。

本难讨论五脏与七窍的关系，关键在于其相通之脏气和与不和。次述脏腑受邪，使经脉气血不和而成关格之证。最后论述经脉气血的运行规律。

三十八难曰：脏唯有五，腑独有六者，何也？

然：所以腑有六者，谓三焦也。有原气之别焉，〔**有原气之别**：别，此下疑脱"使"字，本书六十六难作"原气之别使也"。别使，即使者的意思。原句指三焦有引导原气，到达全身各部的作用。〕主持诸气，有名而无形，其经属手少阳。此外腑也，〔**外腑**：《难经》认为三焦有名与其他腑不同，是五脏之外的一个腑，故称外腑。〕故言腑有六焉。

本难讨论脏五腑六的问题，指出三焦主持诸气，有名而无形的功能特点。

三十九难曰：经言腑有五，脏有六者，何也？

然：六腑者，正有五腑也。〔**正**：即只、仅。〕五脏亦有六脏者，谓肾有两脏也。其左为肾，右为命门。命门者，谓精神之所舍也；

〔精神之所舍：即精气和神气舍藏之处。〕男子以藏精，女子以系胞，其气与肾通，故言脏有六也。

腑有五者，何也？

然：五脏各一腑，三焦亦是一腑，然不属于五脏，故言腑有五焉。

本难讨论腑五脏六的问题。

四十难曰：经言，肝主色，心主臭，脾主味，肺主声，肾主液。鼻者，肺之候，〔**鼻者，肺之候**：鼻子是察看肺脏活动外在表现的部位。〕而反知香臭；耳者，肾之候，而反闻声，其意何也？

然：肺者，西方金也，金生于巳，巳者南方火，火者心，心主臭，故令鼻知香臭。肾者，北方水也，水生于申，申者西方金，金者肺，肺主声，故令耳闻声。〔**金生于巳、水生于申**：这是五行学说中金生水，水生木……之外的又一种相生规律。十二地支配五行，每隔四支，即第一、第五、第九位，属五行中同一行。故巳酉丑属金，申子辰属水，亥卯未属木，寅午戌属火。《淮南子·天文训》云："金生于巳，壮于酉，死于丑，三辰皆水也。水生于申，壮于子，死于辰，三辰皆金也。故五胜，生一，壮五，终九。"按生一、壮五、终九的规律，金的第一位是巳，水的第一位是申，故称金生于巳、水生于申。五脏与五色、五臭、五味、五声、五液的特殊联系，三十四难已有论述。本难提出五脏对色、臭、味、声、液五者又各有专主，两者可相互补充。〕

本难以五行理论解释鼻知香臭与耳能闻声的问题。

四十一难曰：肝独有两叶，以何应也？〔**以**：通"与"。〕

然：肝者东方木也，木者春也。万物始生，其尚幼小，意无所亲，〔**意无所亲**：指不与某方特别亲近。〕去太阴尚近，〔**太阴**：指冬季。〕离太阳不远，〔**太阳**：指夏季。〕犹有两心，故有两叶，亦应木叶也。〔**犹有两心，故有两叶，亦应木叶也**：犹有两心，指春季既有冬季的寒意，又渐见夏季的温暖。答语以草木甲坼之初，萌生两叶等

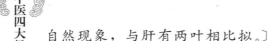

自然现象，与肝有两叶相比拟。〕

本难以肝与东方春、木的相应关系，解释肝有两叶的问题。

四十二难曰：人肠胃长短，受水谷多少，各几何？

然：胃大一尺五寸，〔**大**：指周长。〕径五寸，〔**径**：指直径。〕长二尺六寸，横屈，〔**横屈**：形容胃充满时横向盘曲的形态。〕受水谷三斗五升，其中常留谷二斗，水一斗五升。小肠大二寸半，径八分分之少半，长三丈二尺，受谷二斗四升，水六升三合合之大半。〔**合**：容量单位，一升的十分之一为一合。〕回肠大四寸，〔**回肠**：即大肠。〕径一寸半，长二丈一尺，受谷一斗，水七升半。广肠大八寸，〔**广肠**：指大肠末段，包括乙状结肠和直肠。〕径二寸半，长二尺八寸，受谷九升三合、八分合之一。故肠胃凡长五丈八尺四寸，合受水谷九斗二升一合合之大半，此肠胃长短，受水谷之数也。

肝重四斤四两，左三叶，右四叶，凡七叶，主藏魂。心重十二两，中有七孔三毛，〔**七孔三毛**：七孔，指出入心脏血管循行的孔道，但与实际数不符。三毛，存疑待考。《难经汇注笺正》云："心之七孔，本是古人习惯之常语。"三毛"不知其何所指矣。"〕盛精汁三合，〔**精汁**：指血液。〕主藏神。脾重二斤三两，扁广三寸，长五寸，有散膏半斤，主裹血，〔**主裹血**：即脾主统血，使血不致溢出脉外。〕温五脏，主藏意。肺重三斤三两，六叶两耳，〔**两耳**：在旁突出之物曰耳，此指两侧支气管。〕凡八叶，主藏魄。肾有两枚，重一斤一两，主藏志。

胆在肝之短叶间，重三两三铢，〔**铢**：古代的重量单位，二十四铢为一两。〕盛精汁三合，〔**精汁**：指胆汁。〕胃重二斤二两，纡曲屈伸，〔**纡曲屈伸**：即把胃的弯曲处伸直以测量其长度。〕长二尺六寸，大一尺五寸，径五寸，盛谷二斗，水一斗五升。小肠重二斤十四两，长三丈二尺，广二寸半，径八分分之少半，左回叠积十六曲，〔**左回叠积十六曲**：即向左旋转重叠相结有十六个弯曲。〕盛谷二斗四升，水六升三合合之大半。大肠重二斤十二两，长二丈一尺，广四寸，径一寸寸之少半，当齐右回十六曲，〔**齐**：通"脐"。〕盛谷一斗，水七升半。膀胱重九两二铢，纵广九寸，盛溺九升九合。

口广二寸半，唇至齿长九分，齿以后至会厌深三寸半，大容五合。舌重十两，长七寸，广二寸半。咽门重十两，广二寸半，至胃长一尺六寸。喉咙重十二两，广二寸，长一尺二寸，九节。肛门重十二两，〔肛门：此处指广肠（大肠末端）。〕大八寸，径二寸大半，长二尺八寸，受谷九升三合、八分合之一。

本难论述人体五脏和从口至肛门整个消化道的解剖部位、形态、大小、长度、重量、容量、内容物等，指出神、魂、魄、志、意分藏于五脏。

四十三难曰：人不食饮，七日而死者，何也？

然：人胃中当留谷二斗，水一斗五升。故平人日再至圊，〔再至圊：即两次到厕所大便。〕一行二升半，一日中五升，七日五七三斗五升，而水谷尽矣。故平人不食饮七日而死者，水谷津液俱尽，即死矣。

本难论述不进饮食七日而死道理，此因胃中所留水谷及人体津液消耗竭尽而致。

四十四难曰：七冲门何在？〔冲：要道。门：出入口。〕

然：唇为飞门，〔飞门：通"扉"，门扉。口唇张合，犹门扇的启闭，故称飞门。〕齿为户门，〔户门：饮食入口，最先通过牙齿，好像门户一样，故称户门。〕会厌为吸门，〔吸门：会厌在喉咽上方，形如树叶，咽食时覆于喉口，呼吸发声时则会厌开启，为呼吸的门户，故称吸门。〕胃为贲门，〔贲门：贲，指膈。贲门在胃上口，与食管相连处靠近横膈，故名贲门。〕太仓下口为幽门，〔太仓：即胃。幽门：幽，深的意思。幽门位于胃的下口，部位较为深远，故称幽门。〕大肠小肠会为阑门，〔阑门：在小肠与大肠的连接之处，犹如门阑，故称阑门。〕下极为魄门，〔魄门：魄，通"粕"。魄门即肛门，因糟粕由此排出，故名魄门。〕故曰七冲门也。

本难叙述人体消化道的七个重要的出入口。

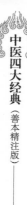

四十五难曰：经言八会者，何也？

然：腑会太仓，〔**太仓**：原为胃的别名，此处指中脘穴。〕脏会季胁，〔**季胁**：原为软肋部的统称，此指章门穴。〕筋会阳陵泉，髓会绝骨，〔**绝骨**：又名悬钟。〕血会膈俞，骨会大杼，脉会太渊，气会三焦，〔**三焦**：此处指膻中穴。〕外一筋直两乳内也。热病在内，取其会之气穴也。〔**句释**：指八会穴能主治热邪在内的一类病证。〕

本难讨论八会穴的部位和主治。

四十六难曰：老人卧而不寐，〔**寐**：指睡着。〕少壮寐而不寤者，〔**寤**：指觉醒。〕何也？

然：经言少壮者，血气盛，肌肉滑，气道通，荣卫之行不失于常，故昼日精，〔**精**：指精神饱满。〕夜不寤也。老人血气衰，肌肉不滑，荣卫之道涩，故昼日不能精，夜不得寐也。故知老人不得寐也。

本难论述老人、少壮寤寐不同的原因，指出主要与血气营卫的盛衰及运行是否通利有关。

四十七难曰：人面独能耐寒者，何也？

然：人头者、诸阳之会也。〔**诸阳**：指手足三阳经脉。〕诸阴脉皆至颈、胸中而还，〔**诸阴脉**：指手足三阴经。〕独诸阳脉皆上至头耳，故令面耐寒也。

本难指出面部能耐受寒冷是由于头面部是诸阳脉交会的地方。

导读分析

一、文章大意 ▶▶▶

本篇从第三十难至第四十七难，主要论述有关人体脏腑方面的问题。主要内容有人体脏腑之间的相互关系，脏腑与人体组织器官之间的相互关系，脏腑与外界环境之间的相互关系等。还详细记述了五脏六腑的形态，人体营卫气血的生成、运行及与心肺之间的关系，并提出了肾与命门的关系，强调命门在人体生理活动中的重要意义。此外，对人体三焦也作了一定的论述。

二、结构分析 ▶▶▶

论述脏腑的功能活动
- 说明营气、卫气的生成与循行（第三十难）
- 指出三焦的部位和主要功能（第三十一难）
- 讨论心肺两脏的位置，突出心与营血、肺与卫气的关系（第三十二难）
- 提出左肾右命门的观点，并指出命门的功能（第三十六难）

论述五脏各有所主
- 五脏各有所主的声音、颜色、臭气、味道、液体及所藏七神（第三十四难）
- 五脏各有相合的五腑（第三十五难）

讨论五脏与七窍的关系，并阐述关格之证形成的原因及经脉气血运行的规律（第三十七难）

分别阐释脏五腑六、腑五脏六的观点
- 脏五腑六（第三十八难）
- 腑五脏六（第三十九难）

从五行理论来论述脏腑的属性及相互关系（见后）

从五行理论来论述脏腑的属性及相互关系
- 肝肺两脏的五行属性（第三十三难）
- 肺肾与鼻臭耳闻的关系（第四十难）

以肝与东方春、木的相应关系，解释肝有两叶的问题（第四十一难）

论述人体五脏和整个消化道的部位、形态、大小、重量、内容物等（第四十二难）

分析正常人不进饮食七日而死的原理（第四十三难）

叙述人体消化道的七个重要出入口（第四十四难）

论述八会穴的部位和主治（第四十五难）

分析老人、少壮寤寐不同的原理（第四十六难）

分析面部能耐受寒冷的原理（第四十七难）

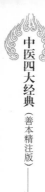

论 病

四十八难曰：人有三虚三实，何谓也？

然：有脉之虚实，有病之虚实，有诊之虚实也。〔诊：指证候。〕脉之虚实者，濡者为虚，紧牢者为实。病之虚实者，出者为虚，入者为实；〔出者、入者：有两种解释。①出者指内伤，五脏自病，由内到外；入者指外伤，外邪由外入内。②出者指精气外泄，如汗吐下之类。凡从内出者皆是。入者指邪气入内，如感受风寒暑湿等邪及食积之类。二说并通。〕言者为虚，〔言：指多言。〕不言者为实；〔不言：指不能言。〕缓者为虚，急者为实。〔缓者、急者：指起病的缓急。〕诊之虚实者，濡者为虚，牢者为实；〔濡、牢：濡为虚软，牢为坚实。除上文作濡脉、牢脉外，此处指医生进行腹部等处按诊时手下的感觉，或指针刺进针时的感觉（见七十九难）。〕痒者为虚，痛者为实；外痛内快，〔快：指轻快舒适的感觉，与疼痛不适相对而言。〕为外实内虚；内痛外快，为内实外虚，故曰虚实也。

本难从病人的脉象、病证、诊候等三个方面举例说明如何辨别疾病虚实的问题。

四十九难曰：有正经自病，〔正经：指十二经脉，与奇经八脉相对而言，故曰正经。十二经内属于脏腑，此处指五脏。〕有五邪所伤，何以别之？

然：经言，忧愁思虑则伤心，形寒饮冷则伤肺，恚怒气逆上而不下则伤肝，〔恚怒：恚即怒的意思，恚怒系同义复词。〕饮食劳倦则伤脾；久坐湿地，强力入水则伤肾。〔强力入水：强力指强用其力，如举负过重，强力入房。入水指涉水淋雨等。〕是正经之自病也。

何谓五邪？

然：有中风，〔**中**：即伤的意思，与"中"互文。〕有伤暑，有饮食劳倦，有伤寒，有中湿。此之谓五邪。

假令心病，何以知中风得之？

然：其色当赤。何以言之？肝主色，自入为青，入心为赤，入脾为黄，入肺为白，入肾为黑。肝邪入心，故知当赤色也。其病身热，胁下满痛，其脉浮大而弦。

何以知伤暑得之？

然：当恶焦臭。〔**恶**：厌恶。**焦臭**：臭，泛指各种气味。焦臭指火焦气味。〕何以言之？心主臭，自入为焦臭，入脾为香臭，入肝为臊臭，〔**臊臭**：指骚气。〕入肾为腐臭，〔**腐**：指臭败、腐烂。〕入肺为腥臭。故知心病伤暑得之，当恶焦臭。其病身热而烦，心痛，其脉浮大而散。

何以知饮食劳倦得之？

然：当喜苦味也。虚为不欲食，实为欲食，〔**虚为不欲食，实为欲食**：滑寿《难经本义》云："虚为不欲食，实为欲食两句，于上下文无所发，疑错简衍文也。"〕何以言之？脾主味，入肝为酸，入心为苦，入肺为辛，入肾为咸，自入为甘。故知脾邪入心，为喜苦味也。其病身热而体重，嗜卧，四肢不收，〔**四肢不收**：指四肢难以屈伸。〕其脉浮大而缓。

何以知伤寒得之？

然：当谵言妄语。何以言之？肺主声，入肝为呼，入心为言，入脾为歌，入肾为呻，自入为哭。故知肺邪入心，为谵言妄语也。其病身热，洒洒恶寒，〔**洒洒**：音"xiān xiān"，寒栗的样子。〕甚则喘咳，其脉浮大而涩。

何以知中湿得之？

然：当喜汗出不可止。何以言之？肾主液，入肝为泣，入心为汗，入脾为涎，入肺为涕，自入为唾。故知肾邪入心，为汗出不可止也。其病身热而小腹痛，足胫寒而逆，其脉沉濡而大。

此五邪之法也。

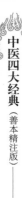

本难从发病原因论述正经自病与五邪所伤类疾病的区别。并以心病为例，从色、臭、味、声、液的变化，结合证候、脉象，讨论五邪入脏的一般规律。

五十难曰：病有虚邪，有实邪，有贼邪，有微邪，有正邪，何以别之？

然：从后来者为虚邪，〔**从后来者**：指从生我之脏来的。〕从前来者为实邪，〔**从前来者**：指从我生之脏来的。〕从所不胜来者为贼邪，〔**所不胜**：指克我之脏。〕从所胜来者为微邪，〔**所胜**：指我克之脏。〕自病者为正邪。何以言之？假令心病，中风得之为虚邪，伤暑得之为正邪，饮食劳倦得之为实邪，伤寒得之为微邪，中湿得之为贼邪。〔**句释**：此句以中风为肝邪、暑为心邪、饮食劳倦为脾邪、伤寒为肺邪、中湿为肾邪、根据五脏五行相生、相克的次序，以心为例，确定五邪。〕

本难从五行生克的关系来阐述五邪的区别。

五十一难曰：病有欲得温者，有欲得寒者，有欲得见人者，有不欲得见人者，而各不同，病在何脏腑也？

然：病欲得寒，而欲见人者，病在腑也；病欲得温，而不欲见人者，病在脏也。何以言之？腑者阳也，阳病欲得寒，又欲见人；脏者阴也，阴病欲得温，又欲闭户独处，恶闻人声。故以别知脏腑之病也。〔本难以腑属阳，阳主热主动，故腑病欲得寒、欲见人；脏属阴，阴主寒主静，故脏病欲得温、恶闻人声。此系举例而言，临证当综合四诊情况，分辨属脏属腑，不能仅凭某一见证便下结论。〕

本难运用阴阳之理，论述病人的喜恶与脏病、腑病的关系。

五十二难曰：脏腑发病，根本等不？〔**根本**：指始末起止。〕

然：不等也。

其不等奈何？

然：脏病者，止而不移，其病不离其处；腑病者，彷佛贲响，〔**彷佛贲响**：彷佛，同"仿佛"。似有若无、捉摸不定的意思。贲，与

"奔"同。贲响，指气奔走有声。〕故上下行流，居处无常。以此知脏腑根本不同也。〔本难所言脏病腑病，是指积聚而言，宜与第五十三难合参。〕

本难根据脏阴腑阳，阴静阳动的属性来区别腹内结块的属脏属腑。

五十三难曰：经言，七传者死，〔**七传**：七，古与"次"通，七传即次传，为传于所胜。〕间脏者生，〔**间脏**：五脏按五行相胜的次序排列，间隔一脏或二脏为相生之脏，即传其所生。〕何谓也？

然：七传者，传其所胜也。间脏者，传其子也。何以言之？假令心病传肺，肺传肝，肝传脾，脾传肾，肾传心，一脏不再伤，故言七传者死也。间脏者，传其所生也。假令心病传脾，脾传肺，肺传肾，肾传肝，肝传心，是母子相传，竟而复始，〔**竟**：尽的意思。〕如环无端，故曰生也。〔本难以五行理论推论五脏疾病的预后，认为以相克关系相传者死，以相生关系相传者生，说明疾病的传变和发展是具有规律性的。疾病的预后与疾病的性质、病势轻重、正气强弱、医疗条件等多种因素有关，临证不能单凭相生相克的传变关系，作为判断的唯一根据。〕

本难运用五行生克理论，解释五脏疾病的传变规律及预后等问题。

五十四难曰：脏病难治，腑病易治，何谓也？

然：脏病所以难治者，传其所胜也；〔**所胜**：我所克之脏。〕腑病易治者，传其子也。〔**子**：我所生之腑。〕与七传、间传同法也。

本难运用五行生克理论，讨论脏病、腑病治疗的难易程度。

五十五难曰：病有积、有聚，何以别之？

然：积者，阴气也；〔**阴气**：指精、血、津液等。〕聚者，阳气也。故阴沉而伏，阳浮而动。气之所积，名曰积；气之所聚，名曰聚。〔**积、聚**：病名。积是蓄的意思，聚是合的意思。积聚是指腹内

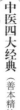

结块疼痛的一类病证，与后世癥瘕相似。〕故积者，五脏所生；聚者，六腑所成也。积者阴气也，其始发有常处，其痛不离其部，上下有所终始，左右有所穷处。〔**穷处：**即边缘的意思。〕聚者阳气也，其始发无根本，〔**无根本：**指没有一定的形质。〕上下无所留止，〔**无所留止：**指没有一定的停留部位。〕其痛无常处谓之聚。故以是别知积聚也。

本难运用阴阳动静理论，讨论积聚的症状与区别。

五十六难曰：五脏之积，各有名乎？以何月、何日得之？

然：肝之积名曰肥气，在左胁下，如覆杯，有头足。久不愈，令人发咳逆，痎疟，〔**痎疟：**痎，与"痎"同。痎疟，疟疾的统称。〕连岁不已。以季夏戊己日得之。〔**季夏：**指农历六月份。〕何以言之？肺病传于肝，肝当传脾，脾季夏适王，王者不受邪，〔**王：**通"旺"，指旺盛。〕肝复欲还肺，肺不肯受，故留结为积。〔**故留结为积：**故，通"则"。故留结为积为则滞留郁结在肝而成为积病。〕故知肥气以季夏戊己日得之。

心之积，名曰伏梁。起齐上，大如臂，上至心下。久不愈，令人病烦心。以秋庚辛日得之。何以言之？肾病传心，心当传肺，肺以秋适王，王者不受邪，心复欲还肾，肾不肯受，故留结为积。故知伏梁以秋庚辛日得之。〔**伏梁：**古病名。因其大如臂，伏于上腹部，犹如屋梁，故名伏梁。〕

脾之积名曰痞气，〔**痞气：**古病名。因其积于胃脘，中焦痞塞不通，故以为名。〕在胃脘，覆大如盘。久不愈，令人四肢不收，〔**四肢不收：**指四肢乏力。〕发黄疸，饮食不为肌肤。〔**饮食不为肌肤：**饮食不能营养肌肤，即肌肉消瘦，皮肤干枯。〕以冬壬癸日得之。何以言之？肝病传脾，脾当传肾，肾以冬适王，王者不受邪，脾复欲还肝，肝不肯受，故留结为积。故知痞气以冬壬癸日得之。

肺之积名曰息贲，〔**息贲：**古病名。贲，通"奔"。息贲，即呼吸急促的意思。〕在右胁下，覆大如杯。久不已，令人洒淅寒热，〔**洒淅：**寒冷的样子。〕喘咳，发肺壅。〔**肺壅：**即肺痈。〕以春甲乙日得之。何以言之？心病传肺，肺当传肝，肝以春适王，王者不受邪，肺复欲还心，心不肯受，故留结为积。故知息贲以春甲乙日得之。

肾之积，名曰贲豚，〔**贲豚**：古病名。贲同"奔"，豚即小猪。因其发作时胸腹如有小猪奔闯，故名奔豚。〕发于少腹，上至心下，若豚状，或上或下无时。久不已，令人喘逆，骨痿少气。〔**骨痿少气**：骨痿，指下肢痿弱乏力，腰背痠软，难以直立。少气，即气虚不足。骨痿少气主要表现为倦怠懒言，气息低微，说话时感觉气不够用，脉弱。〕以夏丙丁日得之。何以言之？脾病传肾，肾当传心，心以夏适王，王者不受邪，肾复欲还脾，脾不肯受，故留结为积。故知贲豚以夏丙丁日得之。

此五积之要法也。〔**要法**：指主要方法。〕

本难论五脏积的名称、病因、发病部位，积的形态和继发病证，并以五行生克理论，推断其发病季节时日及传变规律，突出了旺者不受邪的论点。

五十七难曰：泄凡有几，皆有名不？

然：泄凡有五，其名不同。有胃泄，有脾泄，有大肠泄，有小肠泄，有大瘕泄，名曰后重。

胃泄者，饮食不化，色黄。

脾泄者、腹胀满，泄注，〔**泄注**：即水泄，形容泻下如水之灌注。〕食即呕吐逆。

大肠泄者，食已窘迫，〔**窘迫**：即急迫。〕大便色白，肠鸣切痛。〔**切痛**：指痛如刀切。〕

小肠泄者，溲而便脓血，少腹痛。

大瘕泄者，〔**大瘕泄**：即痢疾。〕里急后重，〔**里急后重**：指欲大便时迫不及待，大便时排出不畅，肛门有重坠感。〕数至圊。〔**数至圊**：指频繁地上厕所。〕

而不能便，茎中痛。〔**茎中痛**："茎"疑为"腹"之误。临床上痢疾多兼腹痛，阴茎疼痛者少见。〕

此五泄之要法也。

本难论述五泄的名称和症状特点。

五十八难曰：伤寒有几？其脉有变不？

然：伤寒有五，有中风，有伤寒，有湿温，有热病，有温病，其所苦各不同。

中风之脉，阳浮而滑，〔阳：指寸部。〕阴濡而弱；〔阴：指尺部。〕湿温之脉，阳濡而弱，阴小而急；伤寒之脉，阴阳俱盛而紧涩；热病之脉，阴阳俱浮。浮之而滑，沉之散涩，〔沉之散涩："涩"字疑衍，涩与滑脉相反，无并见的道理。〕温病之脉，行在诸经，不知何经之动也，各随其经所在而取之。

伤寒有汗出而愈，下之而死者；有汗出而死，下之而愈者，何也？

然：阳虚阴盛，〔阳虚阴盛：指阳气不足而寒邪盛。〕汗出而愈，下之即死；阳盛阴虚，〔阳盛阴虚：指热邪盛而阴津虚损。〕汗出而死，下之而愈。

寒热之病，候之如何也？

然：皮寒热者，皮不可近席，〔近席：近有贴近，附着的意思。席，通"蓆"。〕毛发焦，鼻槁，〔鼻槁：指鼻干燥。〕不得汗。肌寒热者，皮肤痛，〔皮肤痛：疑为"肌痛"之误。《灵枢·寒热病》作"肌痛"。〕唇舌槁，无汗；骨寒热者，病无所安，〔病无所安：指全身都感到痛苦不安。〕汗注不休，齿本槁痛。〔齿本：指牙根。〕〔本难仅载皮、肌、骨之寒热，疑脱筋、脉两项。本书五难、十四难、二十四难均为皮、肉、脉、筋、骨五者并论可证。〕

本难论述了五种伤寒的典型脉象，伤寒汗、下治法的宜忌，皮、肌、骨寒热病的主要证候。

五十九难曰：狂癫之病，何以别之？

然：狂疾之始发，少卧而不饥，自高贤也，〔自高贤：指自以为高尚贤能。〕自辨智也，〔辨智：辨，通"辩"，即善辩而聪明。〕自贵倨也，〔贵倨：倨，傲慢不逊。贵倨即尊贵而傲慢。〕妄笑，好歌乐，妄行不休是也，癫疾始发，意不乐，僵仆直视。〔僵仆：僵为向后仰倒，仆为向前覆倒。僵仆为突然倒下。〕其脉三部阴阳俱盛是也。〔三

部阴阳：三部指寸关尺。阴阳，指切脉的沉取与浮取。〕

本难描述狂病与癫病发作时的症状，并以此作为两者的鉴别。

六十难曰：头心之病，有厥痛，有真痛，何谓也？

然：手三阳之脉，受风寒，伏留而不去者，则名厥头痛；入连在脑者，名真头痛。其五脏气相干，〔**相干**：指相互侵犯。〕名厥心痛；其痛甚，但在心，手足青者，〔**手足青**：指手足冷并呈青色。〕即名真心痛。其真心痛者，旦发夕死，夕发旦死。

本难讨论厥头痛、真头痛与厥心痛、真心痛的病因、病机、症状鉴别及其预后。

六十一难曰：经言，望而知之谓之神，闻而知之谓之圣，问而知之谓之工，切脉而知之谓之巧，何谓也？

然：望而知之者，望见其五色，〔**五色**：指青、赤、黄、白、黑。〕以知其病。闻而知之者，闻其五音，〔**五音**：指角、徵、宫、商、羽，系古代五声音阶中的五个音阶。〕以别其病。问而知之者，问其所欲五味，〔**五味**：指酸、苦、甘、辛、咸。〕以知其病所起所在也。切脉而知之者，诊其寸口，视其虚实，以知其病，病在何脏腑也。经言，以外知之曰圣，〔**外**：指望、闻。〕以内知之曰神，〔**内**：指问、切。〕此之谓也。

本难论望、闻、问、切四种诊法的主要内容及其诊断价值。

导读分析

一、文章大意 ▶▶▶

本篇从第四十八难至第六十一难，主要论述有关人体疾病方面的问题。主要内容包括疾病的病因病机、证候、诊断等。在病因病机方面，提出风、寒、暑、湿、温、热六淫，忧愁、思虑、郁怒等七情，及其由于饮食、劳倦等因素形成疾病；又运用阴阳、寒热、表里、虚实作为辨证的基本纲领来阐述病因病机。列举常见如积聚、伤寒、泄泻、癫狂、心痛、头痛等病症，阐述临床如何进行辨病治疗。还介绍望、问、闻、切四诊合参诊断疾病的方法。

二、结构分析 ▶▶▶

病因病机
- 从脉象、病证、诊候等三个方面来辨别疾病的虚实（第四十八难）
- 从发病原因论述正经自病与五邪所伤类疾病的区别（第四十九难）
- 从五行生克的关系阐述五邪的区别（第五十难）
- 运用阴阳理论，论述病人的喜恶与脏病、腑病的关系（第五十一难）
- 根据脏阴腑阳、阴静阳动来区别腹内结块的属脏属腑（第五十二难）

病症
- 运用阴阳动静理论，讨论积聚的症状与区别（第五十五难）
- 论述五脏积病的名称、症状与病机（第五十六难）
- 论述五泄的名称和症状特点（第五十七难）
- 论述五种伤寒的典型脉象，伤寒汗、下治法的宜忌，皮、肌、骨寒热病的主要症状（第五十八难）
- 描述狂病与癫病发作时的症状（第五十九难）
- 讨论厥头痛、真头痛与厥心痛、真心痛的病因病机、症状鉴别及其预后（第六十难）

诊断、治疗及预后（见后）

诊断——论述望、闻、问、切四种诊法的主要内容及其诊断价值（第六十一难）

治疗及预后
- 运用五行生克理论，以解释五脏疾病的传变规律及预后等问题（第五十三难）
- 运用五行生克理论，讨论脏病、腑病治疗的难易程度（第五十四难）

论腧穴

六十二难曰：脏井荥有五，〔**井荥**：指井穴、荥穴，此处代表五输穴而言。〕腑独有六者，何谓也？

然：腑者阳也。三焦行于诸阳，故置一俞，〔**俞**：人身的穴位，又称俞穴、腧穴、输穴。〕名曰原。〔**原**：指原穴，详参六十六难。〕腑有六者，亦与三焦共一气也。

本难讨论手足三阴经各有五输穴，而手足三阳经除了五输穴外还多一个原穴。

六十三难曰：《十变》言，五脏六腑荥合，〔**荥合**：指五输穴中的荥穴和合穴，此处代表五输穴。〕皆以井为始者，何也？

然：井者，东方春也，万物之始生。诸蚑行喘息，蛸飞蠕动，〔**诸蚑行喘息，蛸飞蠕动**：蚑，音"qí"，虫名，一种长脚的蜘蛛。诸蚑，指虫类。喘息，即呼吸。蛸，音"xuān"，通"翾"，指飞翔。蛸飞蠕动，指虫类或飞翔，或蠕蠕爬行。两句描写春季各种虫类开始呼吸行动的景象。〕当生之物，莫不以春生。故岁数始于春，日数始于甲，〔**甲**：古代以十天干计日，即甲、乙、丙、丁、戊、己、庚、辛、壬、癸。计日的次序从甲开始。〕故以井为始也。

本难讨论井穴为始的道理。指出井穴在方位属东方，在季节属春季，故象征着万物始生。

六十四难曰：《十变》又言，阴井木，阳井金；阴荥火，阳荥水；阴俞土，阳俞木；阴经金，阳经火；阴合水，阳合土。阴阳皆不同，其意何也？

然：是刚柔之事也。〔**刚柔之事**：即阴阳相合之事。阴经阳经的阴阳五行配合方法：十天干中甲丙戊庚壬属阳为刚，分别代表木火土金水，用于阳经；乙丁己辛癸属阴为柔，分别代表木火土金水，用于阴经。阴经与阳经是根据相克关系排列，阴经井穴属乙木，阳经井穴属庚金，阳金克阴木。庚者乙之刚，乙者庚之柔，指乙木与庚金阴阳经的配合。〕阴井乙木，阳井庚金。阳井庚，庚者，乙之刚也；阴井乙，乙者，庚之柔也。乙为木，故言阴井木也；庚为金，故言阳井金也。余皆仿此。〔**余皆仿此**：仿，指效仿。文中仅举井穴的阴阳配合。根据上述方法，可推知阴经的荥穴为丁火，俞穴为己土，经穴为辛金，合穴为癸水。阳经的荥穴为壬水，俞穴为甲木，经穴为丙火，合穴为戊土。临床根据各俞穴的五行生克关系，选取穴位，调治疾病。〕

本难讨论阴经与阳经井、荥、俞、经、合穴的五行属性，并解释五行属性各不相同的道理。

六十五难曰：经言，所出为井，〔**所出**：指经气出发之处，都在指趾之端。〕所入为合，〔**所入**：指经气行向深部之处，都在近肘、膝关节处。〕其法奈何？

然；所出为井，井者，东方春也，万物之始生，故言所出为井也。所入为合，合者，北方冬也，阳气入藏，故言所入为合也。

本难讨论井穴、合穴与自然界气候相应的问题。

六十六难曰：经言，肺之原，出于太渊，心之原出于太陵，肝之原出于太冲，脾之原出于大白，肾之原出于太溪，少阴之原出于兑骨，〔**兑骨**：兑通"锐"。锐骨，即尺骨小头，此指神门穴。〕胆之原出于丘墟，胃之原出于冲阳，三焦之原出于阳池，膀胱之原出于京骨，大肠之原出于合谷，小肠之原出于腕骨。十二经皆以俞为原者，何也？

然：五脏俞者，三焦之所行，气之所留止也。

三焦所行之俞为原者，何也？

然：脐下肾间动气者，人之生命也，十二经之根本也，故名曰原。三焦者，原气之别使也，主通行三气，〔**三气**：指上中下三焦之气。〕经历于五脏六腑。原者，三焦之尊号也，故所止辄为原。五脏六腑之有病者，皆取其原也。〔十二经中以俞为原者，仅限于六阴经。六阳经中俞穴和原穴分别为两个穴。三焦之所行，不仅为五脏俞，亦为六腑阳经的原穴停留，故文中"以俞为原""五脏俞者，三焦之所行"，两种说法欠妥。〕

本难论述十二经原穴的名称及其与三焦、脐下肾间动气、十二经、脏腑的关系。

六十七难曰：五脏募皆在阴，〔**阴**：指胸腹部。〕而俞皆在阳者；〔**俞**：指膀胱经的背俞穴。**阳**：指背部。〕何谓也？

然：阴病行阳，阳病行阴。故令募在阴，俞在阳。〔**句释**：因为内脏病气行于阳分的俞穴，体表的病气行于阴分的募穴，所以募穴都在胸腹部，从阴引阳，可以治疗阳病；俞穴都在背部，从阳引阴，可以治疗阴病。本难仅言五脏俞募，未指出具体穴名，亦未谈及六腑的俞募穴。晋代皇甫谧《针灸甲乙经》详载俞募的穴名，即肺为肺俞、中府，心为心俞、巨阙，肝为肝俞、期门，脾为脾俞、章门，肾为肾俞、京门，大肠为大肠俞、天枢，小肠为小肠俞、关元，三焦为三焦俞、石门，胃为胃俞、中脘，膀胱为膀胱俞、中极，胆为胆俞、日月。〕

本难论述五脏募穴、背俞穴的分布部位及治疗作用。

六十八难曰：五脏六腑，皆有井、荥、俞、经、合，皆何所主？

然：经言，所出为井，〔**所出为井**：井为水之源。所出为井以井比喻井穴是经气出发之处。〕所流为荥，〔**所流为荥**：荥为小水流。所流为荥比喻流经荥穴的经气尚微。〕所注为俞，〔**所注为俞**：注，流入。俞，通"输"。所注为俞比喻气由此转输。〕所行为经，〔**所行为经**：行，流通。经为水流经过。所行为经比喻经气经此流通向前。〕所入为合。〔**所入为合**：入，由浅至深。合，会合。所入为合比喻经气至此聚合而充盛。〕井主心下满，荥主身热、俞主体重节痛，〔**体重**

节痛：指身体沉重，关节疼痛。〕经主喘咳寒热，合主逆气而泄。〔逆气而泄：指气逆泄泻。〕此五脏六腑井、荥、俞、经、合所主病也。〔本难所述主治病证，系据井主肝病，荥主心病，俞主脾病，经主肺病，合主肾病提出的。《难经本义》引谢氏曰："此举五脏之病，各一端为例，余病可以类推而互取也。不言六腑者，举脏足以该之。"〕

本难论述十二经脉中五输穴经气流注的概况及其所主治的病证。

导读分析

一、文章大意▶▶▶

本篇从第六十二难至第六十八难，主要论述有关人体腧穴方面的问题。首先论述人体十二经的井、荥、俞、经、合五输穴及原穴，其次还论述了五脏募穴和腧穴，也详述了这些特定穴位的主治病证。

二、结构分析▶▶▶

指出手足三阴经各有五输穴，而手足三阳经除了五输穴还多一个原穴（第六十二难）

论述井穴为始的道理（第六十三难）

论述五输穴的阴阳五行属性（第六十四难）

用自然界的现象取类比象说明井荥穴脉气出入的问题（第六十五难）

论述十二经原穴及其与三焦的关系（第六十六难）

论述五脏募穴、背俞穴的分布部位及治疗作用（第六十七难）

论述五输穴经气流注的概况及其所主治的病证（第六十八难）

论针法

六十九难曰：经言，虚者补之，实者泻之，不实不虚，以经取之，何谓也？

然：虚者补其母，〔**母：**指生我之经。如肝虚补肾经。〕实者泻其子，〔**子：**指我生之经。如肝实泻心经。〕当先补之，然后泻之。不实不虚，以经取之者，是正经自生病，〔**正经自生病：**指本经的原发病，并非由于受他经影响而致的疾病。〕不中他邪也，当自取其经，故言以经取之。

本难论述针刺补虚泻实的治疗方法，提出补母泻子、以经取之的治疗原则。

七十难曰：经言，春夏刺浅，秋冬刺深者，何谓也？

然：春夏者，阳气在上，〔**阳气：**指温度。**在上：**指气温高。后面出现的"在下"指气温低。〕人气亦在上，〔**人气：**指人的阳气。〕故当浅取之。秋冬者，阳气在下，人气亦在下，故当深取之。

春夏各致一阴，〔**致：**至。**一：**片刻，一瞬。**阴：**指在下的肾肝之部。〕秋冬各致一阳者，〔**阳：**指在上的心肺之部。〕何谓也？

然：春夏温，必致一阴者，初下针，沉之至肾肝之部，得气，引持之阳也。〔**引持之阳也：**之，通"至"。引持之阳也指由深部提针至浅部以引肝肾的阴气上达阳分。〕秋冬寒，必致一阳者，初内针，浅而浮之，至心肺之部，得气，〔**得气：**指针后患者有酸胀重麻的感觉。同时医生针下有沉紧感，似有一种吸力的感觉。〕推内之阴也。〔**推内之阴也：**指将针浅刺得气后再插至深部以送入心肺的阳气深达阴分。〕是谓春夏必致一阴，秋冬必致一阳。

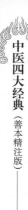

本难论述四季深浅刺法。

七十一难曰：经言，刺荣无伤卫，〔无：不要。〕刺卫无伤荣，何谓也？

然：针阳者，〔阳：指卫气。〕卧针而刺之；〔卧针而刺之：即横刺。〕刺阴者，〔阴：指荣气。〕先以左手摄按所针荣俞之处，〔摄按：指在腧穴部位用手指按揉。〕气散乃内针。是谓刺荣无伤卫，刺卫无伤荣也。

本难论述针刺荣气、卫气的手法。

七十二难曰：经言，能知迎随之气，可令调之；调气之方，〔方：即方法。〕必在阴阳。何谓也？

然：所谓迎随者，知荣卫之流行，经脉之往来也。随其逆顺而取之，故曰迎随。〔迎随：即逆从、逆顺的意思。顺着经脉之气运行的方向进行针刺，叫随，为补法。反之为迎，为泻法。〕调气之方，必在阴阳者，知其内外表里，随其阴阳而调之，故曰调气之方，必在阴阳。〔阴阳：指根据内外表里的情况，辨别阴阳盛衰。〕

本难论述迎随补泻的针刺方法。

七十三难曰：诸井者，肌肉浅薄，气少，不足使也，刺之奈何？

然：诸井者，木也；荥者，火也。火者，木之子，当刺井者，以荥泻之。〔泻：指泻井穴时用泻荥穴代替，有实则泻其子的意思。〕故经言"补者不可以为泻，泻者不可以为补"，此之谓也。〔**徐大椿云**："故字上当有缺文，必有论补母之法一段，故此二句总结之，否则不成文理。"〕

本难探讨针刺荥穴代替井穴的原理。

七十四难曰：经言，春刺井，夏刺荥，季夏刺俞，秋刺经，冬刺合者，何谓也？

然：春刺井者，邪在肝；夏刺荥者，邪在心；季夏刺俞者，邪在脾；秋刺经者，邪在肺；冬刺合者，邪在肾。

其肝、心、脾、肺、肾，而系于春、夏、秋、冬者，何也？

然：五脏一病，辄有五也。假令肝病，色青者肝也，臊臭者肝也，喜酸者肝也，喜呼者肝也，喜泣者肝也。其病众多，不可尽言也。四时有数，而并系于春、夏、秋、冬者也。针之要妙，在于秋毫者也。〔**秋毫：**指鸟兽秋季长出纤细的毛。此处比喻细微的变化。〕〔前段言五输穴配五脏的四时针法。本段指出针刺取穴要根据症状变化确定病变的脏腑来决定。《难经本义》云："详此篇文义，似有缺误。"本难问答之词，不完全互相对应，此说有理。〕

本难论述四时五脏的针刺方法。

七十五难曰：经言，东方实，西方虚，泻南方，补北方，何谓也？

然：金木水火土，当更相平。〔**当更相平：**更，更递。即应当递相制约，保持平衡。〕东方木也，西方金也。木欲实，金当平之，火欲实，水当平之；土欲实，木当平之；金欲实，火当平之；水欲实，土当平之。东方肝也，则知肝实；西方肺也，则知肺虚。泻南方火，补北方水。南方火，火者木之子也；北方水，水者木之母也。水胜火。子能令母实，母能令子虚，故泻火补水，欲令金不得平木也。〔**欲令金不得平木：**得，能。杨继洲《针灸大成》云："泻火补水而旁治之，不得径以金平木。"滑寿《难经本义》谓："此越人之妙，一举而两得之者也，且泻火，一则夺木之气，一则去金之克。补水，一则以益金之气，一则以制火之光。"〕经曰"不能治其虚，何问其余？"此之谓也。〔此段指出水火刑金，在泻火补水中，注重补水。〕

本难探讨五脏虚实的治疗规律，并举肝实肺虚应用泻火补水法为例说明。

七十六难曰：何谓补泻？当补之时，何所取气？〔**何所：**指什么地方。〕当泻之时，何所置气？

然：当补之时，从卫取气；〔**从卫取气：**取，受。从卫取气指取卫分之气以补经气之虚。〕当泻之时，<u>从荣置气</u>。〔**从荣置气**：置，放散、舍弃。从荣置气指荣分引出邪气以散之。荣分、卫分指针刺深度，卫属阳则浅，荣属阴则深。〕其阳气不足，阴气有余，<u>当先补其阳，而后泻其阴</u>；〔**先补、后泻**：系指针刺而言，至于药物补泻，不能拘泥于此说。〕阴气不足，阳气有余，当先补其阴，而后泻其阳。荣卫通行，此其要也。

本难讨论荣卫补泻的针刺方法，提出阴阳之气有余不足时，应先补后泻的针刺原则。

七十七难曰：经言，上工治未病，中工治已病，何谓也？

然：所谓治未病者，〔**治未病**：指疾病发生后，防止疾病的发展。〕见肝之病，则知肝当传之与脾，故先实其脾气，〔**实**：指补益。〕无令得受肝之邪，故曰治未病焉。中工者，见肝之病，不晓相传，但一心治肝，故曰治已病也。

本难讨论上工治未病，中工治已病，突出预防的重要性。

七十八难曰：针有补泻，何谓也？

然：补泻之法，非必<u>呼吸出内针</u>也。〔**呼吸出内针**：即呼吸补泻法，呼气时进针，吸气时出针为补法，反之为泻法。〕知为针者，信其<u>左</u>；〔**信**：指任用。**左**：指左手。后面出现的"右"指右手。〕不知为针者，信其右。当刺之时，必先以左手<u>厌</u>按所针荣俞之处，〔**厌**：压的意思。〕<u>弹而努之</u>，〔**弹而努之**：努，通"怒"。弹而努之指进针前用手指弹击所针穴位的皮肤，使局部气血充盈，针后易于得气。〕<u>爪而下之</u>，〔**爪而下之**：指用指甲向下掐住进针穴位，使部位准确。〕其气之来，如动脉之状，顺针而刺之，得气，因<u>推而内之</u>，〔**推而内之**：指把针插入深部。〕是谓补，<u>动而伸之</u>，〔**动而伸之**：指把针体引至浅处，使邪气外泄。〕是谓泻。不得气，乃与<u>男外女内</u>。〔**男外女内**：内外指针刺的深浅部位。即男子刺浅，女子刺深。〕不得气，是谓十死不治也。

本难论述针刺补泻的手法，包括左右手的配合操作及得气后的提

插手法等，强调针刺得气的重要性。

七十九难曰：经言，迎而夺之，安得无虚？随而济之，安得无实，**虚之与实**，若得若失；实之与虚，若有若无，〔**虚之与实……若有若无**：此指针感。进针后有紧牢充实的感觉者为有气，为实；针下有疏软空虚的感觉为无气，为虚。〕何谓也？

然：迎而夺之者，〔**夺之**：使失去，泻其有余的意思。〕泻其子也；随而济之者，〔**济之**：使增益，补其不足的意思。〕补其母也。假令心病，泻手心主俞，是谓迎而夺之者也；补手心主井，是谓随而济之者也。所谓实之与虚者，**牢濡**之意也。〔**牢濡**：指针下的感觉。牢为紧实，濡为虚软。〕气来实牢者为得，濡虚者为失，故曰若得若失也。〔**若得若失**：虚证用补，补其不足，故曰若得。实证用泻，泻其有余，故曰若失。问句中"若得若失"、"若有若无"二句意义一致，故答句不再解释"若有若无"。〕

本难论述对五腧穴进行虚则补其母，实则泻其子的迎随补泻法。

八十难曰：经言，有见如入，〔**见**：感受，引申为指下的感觉。**入**：指进针。〕有见如出者，〔**出**：指出针。〕何谓也？

然：所谓有见如入者，〔**所谓有见如入**：滑寿《难经本义》谓："所谓有见如入下，当欠有见如出四字。"〕谓左手见气来至，乃内针，〔**左手见气来至，乃内针**：指用左手按压所刺的穴位，待指下感觉经气到来时，就随着将针刺入穴位。〕针入见气尽，乃出针。是谓有见如入，有见如出也。

本难论述候气进针与出针的关系。

八十一难曰：经言，无实实虚虚，〔**无实实虚虚**：即不要用补益法治疗实证，不要用泻法治疗虚证。〕损不足而益有余，是寸口脉耶？将病自有虚实耶？〔**将**：还是。〕其损益奈何？

然：是病，非谓寸口脉也，谓病自有虚实也。假令肝实而肺虚，肝者木也，肺者金也，金木当更相平，当知金平木。假令肺实而肝虚

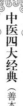

微少气，用针不补其肝，而反重实其肺，故曰实实虚虚，损不足而益有余。此者，中工之所害也。〔金木当相互制约，若肺实肝虚，可用泻肺补肝法治疗，亦可利用五脏间的相互关系，采用七十五难的补水泻火法，从旁进行调治。〕

本难举肺实肝虚，不补肝，反实肺为例，指出虚实兼夹之证不得误用补泻。

导读分析

一、文章大意 ▶▶▶

本篇从第六十九难至第八十一难，主要论述有关人体针刺补泻手法的运用。根据各类疾病的发病特点，针刺手法有迎随补泻法、刺井泻荣法、补母泻子法、泻火补水法、迎随补泻与补母泻子结合法，而对于补泻手法的针刺深度、候气、步骤等，强调要结合四时气候的不同，针刺手法也应有不同。

二、结构分析 ▶▶▶

论述针刺时应遵循补母泻子、以经取之的治疗原则（第六十九难）

论述针刺手法
- 四季深浅刺法（第七十难）
- 荣卫深浅刺法（第七十一难）
- 迎随补泻刺法（第七十二难）
- 刺井泻荣刺法（第七十三难）
- 四季五脏刺法（第七十四难）
- 肝实肺虚应用泻火补水刺法（第七十五难）
- 荣卫补泻刺法（第七十六难）

论述上工治未病，中工治已病，突出预防的重要性（第七十七难）

指出针刺补泻时应配合双手操作及得气后的提插手法等（第七十八难）

论述迎随补泻与母子补泻相结合的刺法（第七十九难）

论述候气进针与出针的关系（第八十难）

论述虚实误用补泻手法的后果（第八十一难）

神农本草经

【陈德兴　张玉萍　徐丽莉　孙晓燕◎注】

顾　序

　　李濒湖云：神农古本草，凡三卷三品，共三百六十五种，首有名例数条。至陶氏作《别录》，乃拆分各部，而三品亦移改，又拆出青葙、赤小豆二条，按：《本经》目录，青葙子在下品，非后人拆出也，疑"葙"当作"襄"。故有三百六十七种。逮乎唐宋，屡经变易，旧制莫考。此上并李氏语。今考《本经》三品，不分部数，上品一百二十种，中品一百二十种，下品一百二十五种，见《本经》名例。品各一卷，又有序录一卷。故梁《七录》云三卷，而陶氏《别录》序云四卷。韩保升谓《神农本草》上、中、下并序录合四卷，是也。梁·陶隐居《名医别录》始分玉石、草木三品为三卷，虫兽、果菜、米食、有名未用三品为三卷，又有序录一卷，合为七卷。故《别录》序后云：《本草经》卷上，序药性之原本，论病名之形诊，题记品录，详览施用；《本草经》卷中，玉石、草木三品；《本草经》卷下，虫兽、果菜、米食三品，有名未用三品。右三卷其中、下二卷，〔右：原书为竖排版，现改为横排版，故原书中的"右"当作"前"、"上"解。〕药合七百三十种，各别有目录，并朱墨杂书并子注，今大书分为七卷。以上并陶氏语。盖陶氏《别录》仍沿《本经》上、中、下三卷之名，而中、下二卷并以三品分为子卷。《唐本草》讥其草木同品，虫兽共条，披览既难，图绘非易，是也。《别录》于《本经》诸条，间有并拆。如胡麻，《经》云叶名青襄，即在胡麻条下，而《别录》乃分之。《本经》目录无青襄。中品葱、薤，下品胡粉、锡镜鼻，并各自为条，而《别录》乃合之。由此类推，凡《证类本草》三品与《本经》目录互异者，疑皆陶氏所移。李濒湖所谓拆分各部，移改三品者是也。青襄之分，盖自《别录》始，《唐本草》注云：《本经》在草部上品，即指《别录》原次言之。赤小豆之分，则自《唐本草》始，是为三百六十七种。《唐本草》退姑活、别羁、石下长卿、翘根、屈草、淮木于有名未用，故云三百六十一种。见《别录》序后《唐本草》注。宋本草又退彼子于有名未用，故云三百六十种。见《补注》总叙后。今就《证类本草》三品计之，上品一百四十一种，中品一百十三种，下品一百五种，已与《本经》名例绝不相符。又是人部一种，有名未用七种，并不言于三品何属。李濒湖所谓屡经变易，旧制莫考者是也。李氏《纲目》，世称为集大成。以今考之《本经》，而误注《别录》者四种；葞薢、葱、薤、杏仁。从《本经》拆出而误注他书者二种；土蜂、桃蠹虫。原无经文而误注《本经》者一种；绿青。明注《本经》而经文混入《别录》者三种；葈耳实、鼠妇、石龙子。经文混入《别录》而误注《别录》者六种；王不留行、龙眼、肤青、姑活、石下长卿、燕屎。《别录》混入经文而误注《本经》者四种。升麻、由跋、赭魁、鹰屎白。夫以濒湖之博洽而舛误至此，可见著书难，校书亦复不易。《开宝本草》序云：朱字墨字，无本得同，旧注新注，其文互缺。则宋本已不能无误，又无论濒湖矣。今去濒湖二百余载，古书亡佚殆尽，幸而《证类本草》灵光岿然，又幸而《纲目》卷二具载《本经》目录，得以寻其原委而析其异同。《本经》三百六十五种之文，章章可考，无阙佚，无羡衍，岂非天之未丧斯文而留以有待乎？近孙渊如尝辑是书，刊入问经堂中，惜其不考《本经》目录，故三品种数显与名例相违。缪仲淳、张路玉辈，未见《证类本草》，而徒据《纲目》以求经文，尤为荒陋。大率考古者不知医，业医者不知古，遂使赤文绿字埋没于陈编蠹简之中。不及今而亟为搜辑，恐数百年后《证类》一书又复亡佚，则经文永无完璧之期矣。爰于翻阅之余，重为甄录其先后，则以《本经》目录定之，仍用韩氏之说，别为序录一卷。而唐宋类书所引有出《证类》外者，亦备录焉，为考古计，非为业医计也。而非邃于古而明于医者，恐其闻之而骇且惑也。

甲辰九月霜降日顾观光识

神农本草经卷第一

金山顾观光尚之学

序　录

　　上药一百二十种为君，〔**上药**：为药中之上品。〕主养命以应天，〔**主养命以应天**：掌管摄养人之性命以与天道相合。〕无毒，〔**无毒**：无毒的药物，指性质比较平和，或按常用治疗量应用该药时对人体无毒副作用。〕多服、久服不伤人。欲轻身益气，〔**轻身**：使身体轻捷。〕不老延年者，〔**不老延年**：延缓衰老，以求延年度世。〕本上经。

　　中药一百二十种为臣，〔**中药**：为药中之中品。〕主养性以应人，〔**主养性以应人**：掌管摄养人之性情以与人道相合。〕无毒、有毒，斟酌其宜。〔**有毒**：古时泛指治病之药为毒药。**无毒、有毒，斟酌其宜**：选用无毒的药物，还是有毒的药物，应根据病情需要而斟酌选用相适宜者。〕欲遏病补虚羸者，〔**遏**：抑制也。**羸**：弱也。〕本中经。

　　下药一百二十五种为佐使，〔**下药**：为药中之下品。〕主治病以应地，〔**主治病以应地**：掌管治疗人之疾病以与地道相合。〕多毒，不可久服。〔**多毒，不可久服**：多药性峻烈，或有毒副作用，或有某种偏性，虽能祛邪疗疾，但不可常服。〕欲除寒热邪气，〔**寒热**：外邪袭表，发为寒热。**邪气**：为广义之邪，泛指一切病邪。〕破积聚，愈疾者，本下经。

　　三品合三百六十五种，法三百六十五度。一度应一日，以成一岁。倍其数合七百三十名也。宋本草注云：《神农本草经》药三百六十五种，今言"倍其数合七百三十名"，是并《名医别录》副品而言，则此一节《别录》之文也。盖传写浸久，朱墨错乱，遂令后世览之者捃摭此类，以谓非神农之书，乃后人附记之文，率以此故也。

药有君臣佐使，〔君臣佐使：原为古代封建社会的职务编制，此指上药为君，中药为臣，下药为佐使。〕以相宣摄合和者，〔宣：颁布君主诏谕。摄：统摄，大臣统摄佐使。宣摄：比喻君臣佐使药配伍相合而用。方剂组成中的君、臣、佐、使与上、中、下三品有别，处方配伍中主病之药谓君，佐君之药谓臣，应臣之药谓佐使。〕宜用一君二臣三佐五使，又可一君三臣九佐使也。

药有阴阳配合，〔药有阴阳配合：中药根据性、味、功能有阴阳之别。药性寒凉，味酸苦咸等为阴；药性温热，味辛甘淡等为阳。药物相配，因阴阳之不同，有相从者，亦有相逆者，应配伍得当。〕子母兄弟，〔子母兄弟：喻药物间关系密切。〕根茎花实，〔根茎花实：指不同的药用部位。〕草石骨肉。〔草：指植物类药材。石：指金石类，即矿物类药材。骨肉：指动物类药材。《纲目》"草石"作"苗皮"。有单行者，〔有单行者：有单独应用即能奏效的。〕有相须者，〔有相须者：有两种或两种以上功效相似的药物合用而相互增效的。〕有相使者，〔有相使者：有两药同用，以一种药物为主，另一种药物为辅，而提高主药疗效的。〕有相畏者，〔有相畏者：有一种药物的毒性或副作用，能被另一种药物减轻或消除的。〕有相恶者，〔有相恶者：有一药能破坏或降低另一药功效的。〕有相反者，〔有相反者：有两药合用，能增强或产生毒性或副作用的。〕有相杀者。〔有相杀者：有一药能减轻或消除另一药毒性或副作用的。〕凡此七情，〔七情：即中药配伍七情，见上述。〕合和视之，当用相须相使者良，勿用相恶相反者。若有毒宜制，可用相畏相杀者，不尔，勿合用也。

药有酸咸甘苦辛五味，又有寒热温凉四气，〔四气：即指寒热温凉四种药性。〕及有毒无毒，〔有毒无毒：指对人体有无毒性。〕阴干暴干，〔暴：通"曝"，晒也。阴干、晒干皆为中药炮制方法。〕采造时月，〔采造时月：采集或加工炮制中药要讲究时间节气。〕生熟，

〔生熟：生用、熟用有别。〕土地所出，〔土地所出：中药产地。〕真伪陈新，〔真伪陈新：真药、假药，陈久者、新鲜者。〕并各有法。

药性有宜丸者，〔药性有宜丸者：根据中药药性，有适合制成丸剂的。〕宜散者，〔宜散者：适合制成散剂的。〕宜水煮者，〔宜水煮者：适合入汤剂的。〕宜酒渍者，〔宜酒渍者：适合入酒剂的。〕宜膏煎者。〔宜膏煎者：适合入膏剂的。〕亦有一物兼宜者，亦有不可入汤酒者，并随药性，不得违越。

凡欲疗病，先察其源，〔凡欲疗病，先察其源：想要治疗疾病，应先了解该病的起病原因。〕先候病机。〔先候病机：诊察发病机理。〕五脏未虚，六腑未竭，〔五脏未虚，六腑未竭：五脏精气未虚，六腑水谷未竭。〕血脉未乱，〔血脉未乱：血脉尚未离其常。〕精神未散，〔精神未散：精神尚未妄动。〕服药必活。若病已成，可得半愈。病势已过，命将难全。〔句释：病情已经太甚，性命将难保全。〕

若用毒药疗病，先起如黍粟，〔先起：开始。〕病去即止。〔病去即止：病去即停止用药，不必尽剂。〕不去，倍之；不去，十之。〔十之：十倍于开始的用量。〕取去为度。〔句释：以疾病去除为准则。〕

疗寒以热药，疗热以寒药，〔疗寒以热药，疗热以寒药：治疗寒病用热性药，治疗热病用寒性药。〕饮食不消以吐下药，〔饮食不消以吐下药：饮食停滞不消化，用涌吐药或攻下药治之。〕鬼疰蛊毒以毒药，〔鬼疰：即鬼注，指劳瘵，瘵病有传染性者，可见于结核病等。蛊毒：感染变惑之气或虫毒所致的病症，症状复杂，变化不一，病情较重。〕痈肿疮瘤以疮药，〔痈肿疮瘤以疮药：痈肿、疮疡、瘤赘等疾病，用治疮瘤药治之。〕风湿以风湿药，〔风湿以风湿药：风湿疾病，用祛风湿药治之。〕各随其所宜。

病在胸膈以上者，先食后服药。〔先食后服药：先进饮食而后服药。〕病在心腹以下者，先服药而后食。病在四肢血脉者，宜空腹而在旦。〔旦：早晨。〕病在骨髓者，宜饱满而在夜。〔饱满：即饱食。此段言服药时间，后世观点已有变化。〕

夫大病之主，〔大病之主：主要的疾病。〕有中风伤寒，〔中风：中于风邪。〕寒热温疟，〔温疟：疟疾之一。《素问·疟论》："此先伤于风，而后伤于寒，故先热而后寒也，亦以时作，名曰温疟。"《金匮要略》则认为："温疟者，其脉和平，身无寒但热，骨节疼烦，时呕。"〕中恶，〔**中恶：**古人所谓中邪恶不正之气而致病者。〕霍乱，〔**霍乱：**暴吐暴利之疾。〕大腹水肿，肠澼下痢，〔**肠澼：**大便下血也。〕大小便不通，贲肫上气，〔**贲肫：**又名贲豚，即奔豚，属肾之积，多由肾脏阴寒之气上逆或肝经气火冲逆所致。〕咳逆呕吐，黄疸消渴，留饮癖食，〔**留饮：**为痰饮日久不化，留而不去。**癖食：**食物不化而成。〕坚积癥瘕，〔**坚积癥瘕：**坚积是腹中包块，有积与聚之分。癥瘕也为腹中结块，与积聚相类。包块坚硬不移，痛有定处者为积、为癥；包块聚散无常，推之可动，痛无定处者为聚、为瘕。〕惊邪癫痫，〔**惊邪：**由受惊中邪所致，小儿居多。〕鬼疰，〔**鬼疰：**即鬼注，指劳瘵，痨病有传染性者，可见于结核病等。〕喉痹齿痛，〔**喉痹：**咽喉肿痛，难以吞咽与发声之病。〕耳聋目盲，金创踒折，〔**金创：**由刀刃箭镞等金属器刃所致的身体创伤。**踒：**肢体猛折而筋骨受伤。**踒折：**即骨折。〕痈肿恶疮，〔**痈：**为化脓性疾患，根据发生部位在体内外之不同，有内痈、外痈之别。**痈肿：**一般指外痈。**恶疮：**疮疡溃后，浸淫不休，经久不愈者。〕痔瘘瘿瘤，〔**痔瘘：**肛门之病，初生于肛门而不破溃者为痔；破溃而出脓血，黄水浸淫者为瘘。**瘿瘤：**瘿，颈瘤也。瘤，又名瘤赘，为体表肿块，赘生物。瘿瘤合称，亦指一般肿瘤。〕男子五劳七伤，〔**五劳：**指久视、久卧、久坐、久立、久行所致的五劳所伤，或指心劳、肺劳、脾劳、肾劳、肝劳之五劳。**七伤：**指阴寒、阳痿、精连连、精少阴下湿、小便苦数临事不卒、里急等男子肾气亏损的七种病症。〕虚乏羸瘦，女子带下崩中，〔**带下：**为妇人自阴道分泌较多黏液之病。**崩中：**经血非时暴下不止。〕血闭阴蚀，〔**血闭：**即妇人经闭。**阴蚀：**又名阴疮、阴蟹，虫蚀阴中所致，症见外阴溃烂，脓血淋漓，或痛或痒，肿胀坠痛。〕虫蛇蛊毒所伤。〔**蛊毒：**感染变惑之气或虫毒所致的病症，病状复杂，变化不一，病情较重。**虫蛇蛊毒所伤：**虫蛇咬伤及蛊毒所致的疾病。〕此大略宗兆，〔**大略：**大概。〕其间变动枝叶，〔**其间变动枝叶：**言病之症状变化。〕各宜依端绪以取之。〔**各宜依端绪以取之：**宜依疾病为头绪治之。〕

导读分析

一、篇名解释 ▶▶▶

顾观光辑《神农本草经》药品次序是依照《本草纲目》所载《神农本草经》目录编排的。在《本草纲目》中本卷被称作"神农本经名例"，列有上、中、下三品药物名目，故名"序录"，有"排列的目录"之义。本书将有关药物名目部分移作目录，以便检索。

二、文章大意 ▶▶▶

本篇介绍上、中、下三品药物的功用特点，阐释药物的配伍规律及药物的应用原则。

三、结构分析 ▶▶▶

第1～4段：上、中、下三品药物
- 第1段：上药的种数及功用特点
- 第2段：中药的种数及功用特点
- 第3段：下药的种数及功用特点
- 第4段：三品药物的总数

第5～8段：药物的配伍规律
- 君臣佐使配伍规律
- 中药配伍的"七情"
- 中药的"四气五味"
- 根据药性制剂

第9～13段：药物的应用原则
- 审病求因
- 毒药治病，中病即止
- 对证用药
- 服药原则
- 药物证治

神农本草经卷第二

金山顾观光尚之学

上　品

丹　砂

丹砂，〔**丹砂**：即朱砂，为硫化物类矿物。〕味甘，微寒。〔**味甘，微寒**：味甘，性微寒。《本经》文只言"味"而不言"性"，然"微寒"是药性，即药物的"气"，指药物的寒、热、温、凉属性。下文同。〕主身体五脏百病，〔**主身体五脏百病**：主治身体五脏诸种疾病。此为过誉之辞。〕养精神，安魂魄，〔**养精神，安魂魄**：安定神志。〕益气，明目，杀精魅邪恶鬼。〔**精魅**：为精怪、鬼魅。古时称不明之病因为精怪、鬼魅、邪恶之鬼。〕久服通神明，〔**久服**：本品有毒，不宜过量服用或持续久服。**神明**：事物变化的主宰。此为神话之语，不足为据。〕不老。能化为汞。〔**句释**：朱砂在有氧条件下加热，析出汞与二氧化硫，有剧毒。故朱砂忌火煅，否则服之常致中毒。〕生山谷。

云　母

云母，〔**云母**：为硅酸盐类矿物。〕味甘，平。〔**味甘，平**：味甘，

性平。〕主身皮死肌，〔**身皮**：《本草纲目》作"身痹"。**死肌**：肌肉麻
木而不灵活。〕中风寒热，〔**中风**：中于风邪。〕如在车船上，〔**如在车
船上**：即眩晕，如坐车船。〕除邪气，安五脏，益子精，明目。久服
轻身延年。一名云珠，一名云华，一名云英，一名云液，一名云沙，
一名磷石。生山谷。

玉　泉

玉泉，〔**玉泉**：即玉屑，属矿物。〕味甘，平。〔**味甘，平**：味甘，
性平。〕主五脏百病，柔筋强骨，安魂魄，长肌肉，益气。久服耐寒
暑，不饥渴，不老神仙。〔**不老神仙**：不老延年似神仙，反映了当时
人们求仙延寿的欲望。〕人临死服五斤，死三年色不变。〔**色**：颜面气
色。〕一名玉札。生山谷。

石钟乳

石钟乳，〔**石钟乳**：即钟乳石，为碳酸盐类矿物。〕味甘，温。
〔**味甘，温**：味甘，性温。〕主咳逆上气，明目益精，安五脏，通百
节，〔**节**：关节。〕利九窍，下乳汁。生山谷。

矾　石

矾石，〔**矾石**：又名白矾，为硫酸盐类矿物。〕味酸，寒。〔**味酸，
寒**：味酸，性寒。〕主寒热泄利，〔**泄利**：泄泻、下痢。〕白沃阴蚀，
〔**白沃**：妇人白带。**阴蚀**：亦名阴疮，虫蚀阴中所致的阴部溃烂。〕恶
疮，〔**恶疮**：疮疡溃后，浸淫不休，经久不愈者。〕目痛，坚骨齿。炼
饵服之，〔**饵**：指药物。〕轻身不老，增年。一名羽涅。生山谷。

消 石

消石，〔消石：即火硝，为天然硝酸钾经加工炼制而成的结晶。〕味苦，寒。〔味苦，寒：味苦，性寒。〕主五脏积热，胃胀闭，涤去蓄结饮食，〔涤：荡除。蓄结饮食：饮食积滞不化。〕推陈致新，除邪气。炼之如膏，久服轻身。〔久服：本品有毒，不宜多服、久服。〕生山谷。

朴 消

朴消，〔朴消：即朴硝，为硫酸盐类矿物。〕味苦，寒。〔味苦，寒：味苦，性寒。〕主百病，除寒热邪气，逐六腑积聚，〔积聚：腹内结块，与癥瘕等证相类。〕结固留癖，〔结固：即结瘤，经久难愈的结聚之证。留癖：水饮痰食癖结，停留于两胁之间。〕能化七十二种石。〔能化七十二种石：朴硝无化石之功，能化石者是消石，故后人认为《本经》中朴硝与消石的主治条文互错。〕炼饵服之，轻身神仙。生山谷。

滑 石

滑石，〔滑石：为硅酸盐类矿石。〕味甘，寒。〔味甘，寒：味甘，性寒。〕主身热泄澼，〔泄澼：泄泻、痢疾。〕女子乳难，〔乳难：指分娩困难，即难产。〕癃闭，〔癃闭：小便不利或不通。〕利小便，荡胃中积聚寒热，〔积聚：腹内结块，与癥瘕等证相类。〕益精气。久服轻身，耐饥，长年。生山谷。

空 青

空青，〔空青：为碳酸盐类矿物蓝铜矿之矿石，形圆中空者。〕味甘，寒。〔味甘，寒：味甘，性寒。〕主眚盲，〔眚：眼睛生翳。〕耳聋，明目，利九窍，〔**九窍**：五官七窍，加前后阴二窍，为九窍。〕通血脉，养精神。久服轻身，〔**久服**：本品有毒，不宜多服、久服。〕延年不老。能化铜、铁、铅、锡作金。〔**句释**：空青与上述金属结合，可呈黄色如金，非真金矣。〕生山谷。

曾　青

曾青，〔**曾青**：为碳酸盐类矿物蓝铜矿之矿石，呈层状者。〕味酸，小寒。〔**味酸，小寒**：味酸，性小寒。〕主目痛，止泪，出风痹，〔**风痹**：痹证的一种，风寒湿邪侵袭为痹，风邪甚则为风痹，以游走性疼痛为主。〕利关节，通九窍，破癥坚积聚，〔**癥坚**：即癥瘕，腹腔内结聚成块的一类疾病。一般以坚硬不移，痛有定处的为癥；聚散无常，痛无定处的为瘕。**积聚**：腹内结块，与癥瘕等证相类。〕久服轻身，不老。〔**久服**：本品有毒，不宜多服、久服。〕能化金铜。〔**句释**：本品能使其他金属呈金铜色。〕生山谷。

禹余粮

禹余粮，〔**禹余粮**：为氢氧化物类矿物褐铁矿之矿石。〕味甘，寒。〔**味甘，寒**：味甘，性寒。〕主咳逆，寒热烦满，下赤白，〔**下赤白**：下痢赤白。〕血闭，癥瘕，大热。炼饵服之，不饥，轻身延年。生池泽及山岛中。

太一余粮

太一余粮，〔**太一余粮**：为赤色或紫色的氢氧化物类矿物褐铁矿之矿石。〕味甘，平。〔**味甘，平**：味甘，性平。〕主咳逆上气，癥瘕，〔**癥瘕**：腹腔内结聚成块的一类疾病。一般以坚硬不移，痛有定处的为癥；以聚散无常，痛无定处的为瘕。〕血闭，〔**血闭**：月经不行。〕漏下，〔**漏下**：女子阴道下血，滴沥不止。〕除邪气。久服耐寒暑，不饥，轻身，飞行千里神仙。〔句释：此为神化之辞。〕一名石脑。生山谷。

白石英

白石英，〔白石英：为二氧化硅矿石。〕味甘，微温。〔味甘，微温：味甘，性微温。〕主消渴，阴痿不足，〔阴痿：即阳痿。〕咳逆，胸膈间久寒，益气，除风湿痹。久服轻身长年。生山谷。

紫石英

紫石英，〔紫石英：为氟化钙矿石。〕味甘，温。〔味甘，温：味甘，性温。〕主心腹咳逆，〔咳逆：咳嗽气喘。〕邪气，补不足，女子风寒在子宫，〔子宫：即胞宫。〕绝孕十年无子。〔绝孕：不孕。无子：没有生育能力。〕久服温中，轻身延年。生山谷。

五色石脂

五色石脂，〔五色石脂：指青石、赤石、黄石、白石、黑石脂等，为硅酸盐类多水高岭石族矿物多水高岭石，因含杂质而具诸色。〕味甘，平。〔味甘，平：味甘，性平。然《名医别录》载："五色石脂，性味各异。"此云甘平，乃概言之。〕主黄疸，泄利肠癖脓血，〔肠癖：又称痢疾。脓血：大便下血。〕阴蚀下血赤白，〔阴蚀下血赤白：虫蚀阴中，外阴溃烂，脓血淋漓，伴赤白带下。〕邪气，痈肿，疽痔，〔疽痔：痔疮部位深而恶者。〕恶疮，〔恶疮：疮疡溃后，浸淫不休，经久不愈者。〕头疡，〔头疡：头部生疮或溃破。〕疥瘙。〔疥瘙：全身剧痒的皮肤病。〕久服补髓益气，肥健不饥，轻身延年。五石脂各随五色补五脏。〔句释：青石脂补肝脏，赤石脂补心脏，黄石脂补脾脏，白石脂补肺脏，黑石脂补肾脏。此说以五行通套，不免牵强附会。而且目前五色石脂入药者，唯赤石脂为多。〕生山谷中。

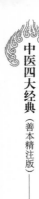
菖　蒲

菖蒲，〔**菖蒲**：即水菖蒲，属天南星科植物。〕味辛，温。〔**味辛，温**：味辛，性温。〕主风寒湿痹，咳逆上气，开心孔，〔**开心孔**：开通心窍。〕补五脏，通九窍，明耳目，出音声。〔**出音声**：治声音嘶哑或发不出声音。〕久服轻身，不忘，不迷惑，〔**不迷惑**：神志清醒。〕延年。一名昌阳。生池泽。

菊　花

菊花，〔**菊花**：属菊科植物。〕味苦，平。〔**味苦，平**：味苦，性平。〕主风，〔**主风**：主治风邪致病。〕头眩肿痛，〔**头眩肿痛**：头目眩晕，肿胀疼痛。〕目欲脱，〔**目欲脱**：两目外突。〕泪出，皮肤死肌，〔**皮肤死肌**：肌肤麻木不仁，不知痛痒。〕恶风湿痹。久服利血气，轻身，耐老延年。一名节华。生川泽及田野。

人　参

人参，〔**人参**：属五加科植物。〕味甘，微寒。〔**味甘，微寒**：味甘，性微寒。〕主补五脏，安精神，定魂魄，止惊悸，除邪气，明目，开心益智。〔**开**：舒展、明快之义。〕久服轻身延年。一名人衔，一名鬼盖。生山谷。

天门冬

天门冬，〔**天门冬**：属百合科植物。〕味苦，平。〔**味苦，平**：味苦，性平。〕主诸暴风湿偏痹，〔**暴**：骤急、突发。〕强骨髓，杀三虫，〔**三虫**：小儿三种常见的肠寄生虫病，即长虫（蛔虫）、蛲虫、赤虫（姜片虫）。〕去伏尸。〔**伏尸**：传尸、鬼注等隐伏体内而为病者。〕久服轻身，益气延年。一名颠勒。生山谷。

甘　草

甘草，〔**甘草**：属豆科植物。〕味甘，平。〔**味甘，平**：味甘，性平。〕主五脏六腑寒热邪气，坚筋骨，长肌肉，倍力，〔**倍力**：增益气力。〕金创，〔**金创**：金属器刃损伤肢体所致的创伤。〕解毒。久服轻身延年。生川谷。

干地黄

干地黄，〔**干地黄**：属玄参科植物。〕味甘，寒。〔**味甘，寒**：味甘，性寒。〕主折跌绝筋，伤中，〔**伤中**：五脏者，中之守也，伤中，则五脏真阴伤也。〕逐血痹，〔**血痹**：血虚不运，肢体麻木疼痛。〕填骨髓，长肌肉。作汤，除寒热积聚，〔**积聚**：腹内结块，与癥瘕等证相类。〕除痹，生者尤良。久服轻身不老。一名地髓。生川泽。

术

术，〔**术**：即白术，属菊科植物。〕味苦，温。〔**味苦，温**：味苦，性温。〕主风寒湿痹，死肌，痉，〔**痉**：湿流关节而筋脉挛急，项强口噤，四肢抽搐。〕疸，〔**疸**：湿盛身黄之症。〕止汗，除热，消食。作煎饵。久服轻身延年，不饥。一名山蓟。生山谷。

菟丝子

菟丝子，〔**菟丝子**：属旋花科植物。〕味辛，平。〔**味辛，平**：味辛，性平。〕主续绝伤，〔**绝伤**：筋断骨折。〕补不足，益气力，肥健。汁去面皯。〔**皯**：颜面焦枯黧黑。**汁去面皯**：研汁涂面，去颜面焦枯黧黑。〕久服明目，轻身延年。一名菟芦。生川泽。

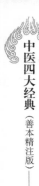
牛　膝

牛膝，〔**牛膝**：属苋科植物。〕味苦、酸。〔**味苦、酸**：味苦、酸，未说明药性。日本森立之辑本作"味苦平"，性平。下文日本森立之辑本简称"森本"。〕主寒湿痿痹，〔**痿**：肢体筋脉弛缓无力，甚者手不能握，足不能行。**痹**：血气郁滞而肢体关节疼痛、屈伸不利等。〕四肢拘挛，膝痛不可屈伸，逐血气，〔**逐**：驱除。**逐血气**：驱除血气瘀滞之疾。〕伤热火烂，〔**伤热火烂**：水火烫伤之类。〕堕胎。久服轻身耐老。一名百倍。生川谷。

茺蔚子

茺蔚子，〔**茺蔚子**：属唇形科植物。〕味辛，微温。〔**味辛，微温**：味辛，性微温。〕主明目益精，除水气。久服轻身。茎主瘾疹痒，〔**茎**：即益母草。**瘾疹**：即荨麻疹。**茎主瘾疹痒**：益母草主治瘾疹身痒。〕可作浴汤。一名益母，一名益明，一名大札。生池泽。

女　萎

女萎，〔**女萎**：即玉竹，属百合科植物。〕味甘，平。〔**味甘，平**：味甘，性平。〕主中风暴热〔**暴热**：骤然发热，非久热。〕不能动摇，〔**不能动摇**：不能动作，不能活动。〕跌筋结肉，〔**跌筋结肉**：《神农本草经读》："跌筋者，筋不柔和也；结肉者，肉无膏泽也。"〕诸不足。久服去面黑皯，〔**皯**：颜面焦枯黧黑。〕好颜色，润泽，轻身不老。生山谷。

防　葵

防葵，〔**防葵**：又名房葵，今已罕用。〕味辛，寒。〔**味辛，寒**：

味辛，性寒。〕主疝瘕，〔疝瘕：因风寒与腹内气血相结而致，腹部隆起，推之可移，腹痛引腰背。〕肠泄，〔肠泄：泄泻之一，包括大肠泄与小肠泄。〕膀胱热结，〔膀胱热结：即热结膀胱，指膀胱被邪热困扰，出现血热相搏的实证。〕溺不下，〔溺不下：小便不利。〕咳逆，温疟，〔温疟：疟疾之一，素有伏热，复感疟邪所致。〕癫痫，惊邪狂走。〔惊邪狂走：因惊骇而发狂疾行。〕久服坚骨髓，益气轻身。一名梨盖。生川谷。

麦门冬

麦门冬，〔麦门冬：属百合科植物。〕味甘，平。〔味甘，平：味甘，性平。〕主心腹结气，伤中伤饱，〔伤中伤饱：《神农本草经合注》："中者，阴也。伤中者，伤阴也。"森本作"肠中伤饱"，似也通。〕胃络脉绝，羸瘦短气。久服轻身，不老不饥。生川谷及堤坡。

独　活

独活，〔独活：属伞形科植物。〕味苦，平。〔味苦，平：味苦，性平。〕主风寒所击，〔主风寒所击：主治风寒侵袭所致的疾病。〕金创止痛，〔金创：刀剑箭矢等金属器械所伤。〕贲肫，〔贲肫：又名贲豚，即奔豚，属肾之积，多由肾脏阴寒之气上逆或肝经气火冲逆所致。〕痫痓，〔痫：即癫痫等，神志异常的疾病。痫痓：即痫痉。痉，背强，口噤，角弓反张也。〕女子疝瘕。〔疝瘕：因风寒与腹内气血相结而致，腹部隆起，推之可移，腹痛牵引腰背。〕久服轻身耐老。一名羌活，一名羌青，一名护羌使者。生川谷。

车前子

车前子，〔车前子：属车前科植物。〕味甘，寒，无毒。〔味甘，寒，无毒：味甘，性寒，无毒。〕主气癃，〔气癃：即气淋，为尿有余沥，结涩不通的证候。〕止痛，利水道小便，除湿痹。久服轻身耐老。一名当道。生平泽。

木 香

木香，〔**木香**：属菊科植物。〕味辛。〔**味辛**：森本作"味辛温"，即味辛，性温。〕主邪气，辟毒疫温鬼，〔**温**：古同"瘟"。**辟毒疫温鬼**：祛除疫疠之毒、邪恶不正之气。〕强志，主淋露。〔**淋露**：即淋沥。〕久服不梦寤魇寐。〔**寤**：睡醒。**寐**：入睡。**魇**：做恶梦。**梦寤魇寐**：因梦见吓人的事而呻吟惊叫。〕生山谷。

薯 蓣

薯蓣，〔**薯蓣**：《御览》作"署豫"，即山药，属薯蓣科植物。〕味甘，温。〔**味甘，温**：味甘，性温。〕主伤中，〔**主伤中**：主治内脏精气受损。〕补虚羸，除寒热邪气，补中益气力，长肌肉。久服耳目聪明，轻身不饥，延年。一名山芋。生山谷。

薏苡仁

薏苡仁，〔**薏苡仁**：属禾本科植物。〕味甘，微寒。〔**味甘，微寒**：味甘，性微寒。〕主筋急拘挛〔**急**：紧缩。〕不可屈伸，风湿痹，下气。久服轻身益气。其根下三虫。〔**句释**：薏苡仁根能驱除小儿三种常见的肠寄生虫病，即长虫（蛔虫）、蛲虫、赤虫（姜片虫）。〕一名解蠡。生平泽及田野。

泽 泻

泽泻，〔**泽泻**：属泽泻科植物。〕味甘，寒。〔**味甘，寒**：味甘，性寒。〕主风寒湿痹，乳难，〔**乳难**：妇人难产。〕消水，〔**消水**：消散水气。〕养五脏，益气力，肥健。〔肥健：令人肥健。〕久服耳目聪明，不饥，延年，轻身，面生光，〔面生光：面生光泽。〕能行水上。〔能行水上：陈修园："能行在下之水而使之上也。"〕一名水泻，一名芒芋，一名鹄泻。生池泽。

远　志

远志，〔远志：属远志科植物。〕味苦，温。〔味苦，温：味苦，性温。〕主咳逆，伤中，补不足，除邪气，利九窍，益智慧，〔益智慧：益心志。〕耳目聪明，不忘，〔不忘：不健忘。〕强志，〔志：决意，意志。〕倍力。〔倍力：增益气力。〕久服轻身不老。叶名小草，一名棘菀，一名葽绕，一名细草。生川谷。

龙　胆

龙胆，〔龙胆：即龙胆草，属龙胆科植物。〕味苦，涩。〔味苦，涩：《证类本草》作"味苦，寒"，即味苦，性寒。〕主骨间寒热，惊痫邪气，〔惊痫：即惊风，为小儿痫证之一。〕续绝伤，〔绝伤：筋断骨折。〕定五脏，杀蛊毒。〔蛊毒：感染变惑之气或虫毒所致的病症，症状复杂，病化不一，病情较重。〕久服益智不忘，轻身耐劳。一名陵游。生山谷。

细　辛

细辛，〔细辛：属马兜铃科植物。〕味辛，温。〔味辛，温：味辛，性温。〕主咳逆，头痛脑动，〔脑动：头部震动。〕百节拘挛，〔百节拘挛：骨节拘挛。〕风湿痹痛，死肌。久服明目，利九窍，轻身，长年。〔长年：延年。〕一名小辛。生山谷。

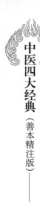
石 斛

石斛，〔石斛：属兰科植物。〕味甘，平。〔味甘，平：味甘，性平。〕主伤中，〔主伤中：《神农本草经合注》：“阴者，中之腑也，阴虚则伤中，甘平益阴，故主伤中。”〕除痹，下气，〔下气：降逆下气。〕补五脏虚劳，〔虚劳：虚损劳伤。〕羸瘦，强阴。〔强阴：有二解。其一，阴为宗筋（阴茎）也；其二，脾为至阴，强阴即补脾阴。〕久服厚肠胃，〔厚：实也。〕轻身延年。一名林兰。生山谷。

巴戟天

巴戟天，〔巴戟天：属茜草科植物。〕味辛，微温。〔味辛，微温：味辛，性微温。〕主大风邪气，〔主大风：陈修园：“和风生人，疾风杀人，其主大风者，谓其能化疾风为和风也。”〕阴痿不起，〔阴痿：即阳痿也。〕强筋骨，安五脏，补中，增志，益气。生山谷。

白 英

白英，〔白英：属茄科植物。〕味甘，寒。〔味甘，寒：味甘，性寒。〕主寒热，八疸，〔八疸：《肘后备急方》：“疸病有五种，谓黄疸、谷疸、酒疸、女疸、劳疸。”此处“八疸”所指不详。〕消渴，补中益气。久服轻身延年。一名谷菜。生山谷。

白 蒿

白蒿，〔白蒿：即艾叶，属菊科植物。〕味甘，平。〔味甘，平：味甘，性平。〕主五脏邪气，风寒湿痹，补中益气，长毛发，令黑，疗心县，〔县：应作“悬”字。心县：心悬者，心如悬起，动悸不安。〕少食常饥。久服轻身，耳目聪明，不老。生川泽。

赤　箭

赤箭，〔**赤箭**：即天麻，属兰科植物。〕味辛，温。〔**味辛，温**：味辛，性温。〕主杀鬼精物，〔**鬼精物**：旧说致病的鬼魅、精怪、老物。〕蛊毒恶气。〔**蛊毒**：感染变惑之气或虫毒所致的病症，症状复杂，变化不一，病情较重。**恶气**：致病的邪恶之气。〕久服益气力，长阴，〔**长**：繁生、增长。〕肥健，轻身，增年。一名离母，一名鬼督邮。生川谷。

菴蕳子

菴蕳子，〔**菴蕳子**：属菊科植物。〕味苦，微寒。〔**味苦，微寒**：味苦，性微寒。〕主五脏瘀血，腹中水气，胪胀留热，〔**胪胀**：腹胀。**留热**：滞留之热。〕风寒湿痹，身体诸痛。久服轻身，延年不老。生川谷。

菥蓂子

菥蓂子，〔**菥蓂子**：属十字花科植物。〕味辛，微温。〔**味辛，微温**：味辛，性微温。〕主明目，目痛泪出，除痹，补五脏，益精光。〔**精光**：眼中的光亮。精，通"睛"。〕久服轻身不老。一名蔑析，一名大蕺，一名马辛。生川泽及道旁。

蓍　实

蓍实，〔**蓍实**：即蓍草，属菊科植物。〕味苦，平。〔**味苦，平**：味苦，性平。〕主益气，充肌肤，〔**充**：濡养。〕明目，聪慧先知。〔**聪慧先知**：此为神化之辞。〕久服不饥不老，轻身。生山谷。

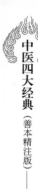

赤 芝

　　赤芝，〔赤芝：为多孔菌科真菌的子实体。〕味苦，平。〔味苦，平：味苦，性平。〕主胸中结，〔胸中结：胸中气血郁滞。〕益心气，补中，增慧智，不忘。久食轻身不老，延年神仙。一名丹芝。生山谷。

黑 芝

　　黑芝，〔黑芝：为多孔菌科真菌的子实体。〕味咸，平。〔味咸，平：味咸，性平。〕主癃，〔癃：小便不通、小便闭塞或小便频数皆为癃。〕利水道，益肾气，通九窍，聪察。〔聪察：视听灵敏。〕久食轻身不老，延年神仙。一名玄芝。生山谷。

青 芝

　　青芝，〔青芝：为多孔菌科真菌的子实体。〕味酸，平。〔味酸，平：味酸，性平。〕主明目，补肝气，安精魂，〔安精魂：肝藏魂，故补肝能安魂。〕仁恕。久食轻身不老，延年神仙。一名龙芝。生山谷。

白 芝

　　白芝，〔白芝：为多孔菌科真菌的子实体。〕味辛，平。〔味辛，平：味辛，性平。〕主咳逆上气，益肺气，通利口鼻，强志意，勇悍，安魄。〔安魄：肺藏魄，故益肺能安魄。〕久食轻身不老，延年神仙。一名玉芝。生山谷。

黄 芝

　　黄芝，〔黄芝：为多孔菌科真菌的子实体。〕味甘，平。〔味甘，平：味甘，性平。〕主心腹五邪，〔**五邪**：《难经·四十九难》："有中风，有伤暑，有饮食劳倦，有伤寒，有中湿，此之谓五邪。"〕益脾气，安神，忠信和乐。久食轻身不老，延年神仙。一名金芝。生山谷。

紫 芝

紫芝，〔**紫芝**：为多孔菌科真菌的子实体。〕味甘，温。〔**味甘，温**：味甘，性温。〕主耳聋，利关节，保神，益精气，坚筋骨，好颜色。〔**好颜色**：使颜面气色美好。〕久服轻身，不老延年。一名木芝。生山谷。

卷 柏

卷柏，〔**卷柏**：属卷柏科植物。〕味辛，温。〔**味辛，温**：味辛，性温。〕生山谷。主五脏邪气，女子阴中寒热痛，〔**女子阴中寒热痛**：女子阴户作痛，或痛经伴有寒热者。〕癥瘕，〔**癥瘕**：腹腔内结聚成块的一类疾病。一般以坚硬不移，痛有定处的为癥；以聚散无常，痛无定处的为瘕。〕血闭，〔**血闭**：妇人血瘀经闭。〕绝子。〔**绝子**：断绝胎孕。〕久服轻身，和颜色。〔**和颜色**：使颜面气色好。〕一名万岁。生山谷石间。

蓝 实

蓝实，〔**蓝实**：属爵床科植物。〕味苦，寒。〔**味苦，寒**：味苦，性寒。〕主解诸毒，杀蛊蚑，〔**蚑**：虫名。〕鬼疰，〔**鬼疰**：即鬼注，指劳瘵，瘵病有传染性者，可见于结核病等。〕螫毒。〔**螫**：蜂、蝎等以毒刺扎人曰螫。**螫毒**：泛指虫蝎螫伤。〕久服头不白，轻身。生平泽。

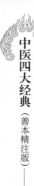

蘪芜

蘪芜，〔**蘪芜**：为芎䓖之苗叶。〕味辛，温。〔**味辛，温**：味辛，性温。〕主咳逆，定惊气，辟邪恶，除蛊毒鬼疰，〔**蛊毒**：感染变惑之气或虫毒所致的病症，症状复杂，变化不一，病情较重。**鬼疰**：即鬼注，指劳瘵，痨病有传染性者，可见于结核病等。〕去三虫，〔**三虫**：小儿三种常见的肠寄生虫病，即长虫（蛔虫）、蛲虫、赤虫（姜片虫）。〕久服通神。一名薇芜。生川泽。

黄 连

黄连，〔**黄连**：属毛茛科植物。〕味苦，寒。〔**味苦，寒**：味苦，性寒。〕主热气，〔**热气**：热邪。〕目痛，眦伤泣出，〔**眦**：音 zì，眼角。**泣**：泪水。〕明目，肠澼，〔**肠澼**：痢疾。〕腹痛下利，妇人阴中肿痛。久服令人不忘。一名王连。生川谷。

络 石

络石，〔**络石**：即络石藤，属夹竹桃科植物。〕味苦，温。〔**味苦，温**：味苦，性温。〕主风热，死肌，〔**死肌**：肌肉麻木、拘挛。〕痈伤，〔**痈伤**：痈疡之损伤。〕口干舌焦，痈肿不消，喉舌肿，〔**喉舌肿**：咽喉肿塞、舌肿。〕水浆不下。〔**浆**：即饮料。〕久服轻身，明目，润泽，好颜色，不老延年。一名百鲮。生川谷。

蒺藜子

蒺藜子，〔**蒺藜子**：即刺蒺藜，属蒺藜科植物。〕味苦，温。〔**味苦，温**：味苦，性温。〕主恶血，〔**恶血**：即离经之血。〕破癥结积聚，〔**积聚**：腹内结块，与癥瘕等证相类。〕喉痹，〔**喉痹**：咽喉肿痛，吞

咽不利。〕乳难。〔乳难：难产。〕久服长肌肉，明目，轻身。一名旁
通，一名旁人，一名止行，一名豺羽，一名升推。生平泽，或道旁。

黄 芪

黄芪，〔黄芪：属豆科植物。〕味甘，微温。〔味甘，微温：味甘，
性微温。〕主痈疽久败疮，〔败：腐坏。久败疮：久溃不敛之疮。〕排
脓止痛，大风癞疾，〔癞：恶疾。大风癞疾：即麻风病。〕五痔，〔五
痔：指牡痔、牝痔、脉痔、肠痔、血痔。〕鼠瘘，〔鼠瘘：颈腋部淋巴
结结核。〕补虚，小儿百病。一名戴糁。生山谷。

肉苁蓉

肉苁蓉，〔肉苁蓉：属列当科寄生植物。〕味甘，微温。〔味甘，
微温：味甘，性微温。〕主五劳七伤，〔五劳：指久视、久卧、久坐、
久立、久行所致的五劳所伤，或指心劳、肺劳、脾劳、肾劳、肝劳之
五劳。七伤：指阴寒、阳痿、精连连、精少阴下湿，小便苦数临事不
卒、里急等男子肾气亏损的七种病证。〕补中，除茎中寒热痛，〔茎：
男子阴茎，泛指外阴。〕养五脏，强阴，益精气，多子，妇人癥瘕。
〔癥瘕：腹腔内结聚成块的一类疾病。一般以坚硬不移，痛有定处的
为癥；以聚散无常，痛无定处的为瘕。〕久服轻身。生山谷。

防 风

防风，〔防风：属伞形科植物。〕味甘，温，无毒。〔味甘，温，
无毒：味甘，性温，无毒。〕主大风，〔大风：原指疠风，即麻风，但
此处之"大"似犹言盛也，言风之大也、盛也。〕头眩痛，恶风，风
邪，目盲无所见，风行周身，骨节疼痹，烦满。久服轻身。一名铜
芸。生川泽。

蒲 黄

蒲黄，〔蒲黄：属香蒲科植物。〕味甘，平。〔**味甘，平：**味甘，性平。〕主心腹膀胱寒热，利小便，止血，消瘀血。久服轻身益气力，延年神仙。生池泽。

香 蒲

香蒲，〔**香蒲：**属香蒲科植物。《本草图经》："香蒲，蒲黄苗也。"〕味甘，平。〔**味甘，平：**味甘，性平。〕主五脏，心下邪气，〔**心下：**胃脘部。〕口中烂臭，〔**口中烂臭：**口中糜烂，发臭。〕坚齿，明目，聪耳。久服轻身耐老。一名睢。生池泽。

续 断

续断，〔**续断：**属川续断科植物。〕味苦，微温。〔**味苦，微温：**味苦，性微温。〕主伤寒，补不足，金创，痈伤，〔**痈伤：**痈疡之损伤。〕折跌，〔**折跌：**骨折跌伤。〕续筋骨，妇人乳难。〔**乳难：**难产。〕久服益气力。一名龙豆，一名属折。生山谷。

漏 芦

漏芦，〔**漏芦：**属菊科植物。〕味苦、咸，寒。〔**味苦、咸，寒：**味苦、咸，性寒。〕主皮肤热，恶疮疽痔，〔**恶疮：**疮疡溃烂浸淫，经久不愈者。〕湿痹，下乳汁。久服轻身益气，耳目聪明，不老延年。一名野兰。生山谷。

天名精

天名精，〔天名精：即鹤虱，属菊科植物。〕味甘，寒。〔味甘，寒：味甘，性寒。〕主瘀血，血瘕欲死，〔瘕：腹中包块。〕下血，止血，利小便。久服轻身耐老。一名麦句姜，一名虾蟆蓝，一名豕首。生川泽。

决明子

决明子，〔决明子：又名马蹄决明，属豆科植物。〕味咸，平。〔味咸，平：味咸，性平。〕主青盲，〔青盲：眼外观无异而逐渐失明。〕目淫肤赤白膜，〔淫：浸润、溢满。膜：薄膜。目淫肤赤白膜：赤白膜翳浸润目睛，即外障。〕眼赤痛，泪出。久服益精光，〔益精光：《太平御览》引作"理目珠精"。精光：指眼中的光亮。精，通"睛"。〕轻身。生川泽。

丹　参

丹参，〔丹参：属唇形科植物。〕味苦，微寒。〔味苦，微寒：味苦，性微寒。〕主心腹邪气，肠鸣幽幽如走水，〔幽幽：形容肠鸣音的象声词。肠鸣幽幽如走水：肠鸣幽幽如流水声。〕寒热积聚，〔积聚：腹内结块，与癥瘕等证相类。〕破癥除瘕，止烦满，益气。一名却蝉草。生川谷。

飞　廉

飞廉，〔飞廉：属菊科植物。〕味苦，平。〔味苦，平：味苦，性平。〕主骨节热，胫重酸疼。〔胫：小腿。〕久服令人身轻。一名飞轻。生川泽。

五味子

五味子，〔**五味子**：属木兰科植物。〕味酸，温。〔**味酸，温**：味酸，性温。〕主益气，咳逆上气，劳伤羸瘦，〔**劳伤**：即劳倦内伤。〕补不足，强阴，益男子精。生山谷。

旋　花

旋花，〔**旋花**：又名篱天剑，属旋花科植物。〕味甘，温。〔**味甘，温**：味甘，性温。〕主益气，去面皯黑，〔**皯**：面色枯焦黧黑。〕色媚好。〔**色媚好**：令人面色悦泽宜人。〕其根味辛，主腹中寒热邪气，利小便。久服不饥轻身。一名筋根华、一名金沸。生平泽。

兰　草

兰草，〔**兰草**：即佩兰，属菊科植物。〕味辛，平。〔**味辛，平**：味辛，性平。〕主利水道，〔**利水道**：即利小便。〕杀蛊毒，〔**蛊毒**：感染变惑之气或虫毒所致的病症，症状复杂，变化不一，病情较重。〕辟不祥。〔**辟不祥**：祛除不祥。〕久服益气轻身，不老，通神明。一名水香。生池泽。

蛇床子

蛇床子，〔**蛇床子**：属伞形科植物。〕味苦，平。〔**味苦，平**：味苦，性平。〕主妇人阴中肿痛，男子阴痿，〔**男子阴痿**：即男子阳痿。〕湿痒，〔**湿痒**：阴湿发痒。〕除痹气，〔**除痹气**：驱除致痹之邪。〕利关节，癫痫，恶疮。〔**恶疮**：疮疡溃后，浸淫不休，经久不愈者。〕久服轻身。一名蛇米。生川谷及田野。

地肤子

地肤子，〔地肤子：属藜科植物。〕味苦，寒。〔味苦，性寒。〕主膀胱热，利小便，补中益精气。久服耳目聪明，轻身耐老。一名地葵。生平泽及田野。

景　天

景天，〔景天：属景天科植物。〕味苦，平。〔味苦，性平。〕主大热，火疮，〔火疮：即烧伤。〕身热烦，邪恶气。花，主女人漏下赤白，〔漏下：经血非时淋漓不止。〕轻身明目。一名戒火，一名慎火。生川谷。

茵陈蒿

茵陈蒿，〔茵陈蒿：属菊科植物。〕味苦，平。〔味苦，性平。〕主风湿寒热，邪气，热结黄疸。〔热结黄疸：热郁黄疸。〕久服轻身，益气耐老。生丘陵坡岸上。

杜　若

杜若，〔杜若：沈括："即今之高良姜。"吴其濬："即滇中豆蔻耳。"《蜀本草》："杜若子如豆蔻。"属鸭跖草科植物。〕味辛，微温。〔味辛，微温：味辛，性微温。〕主胸胁下逆气，温中，风入脑户，〔风入脑户：风邪侵袭头部。〕头肿痛，多涕泪出。久服益精，明目轻身。一名杜蘅。生川泽。

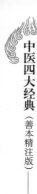
沙　参

沙参，〔沙参：属豆科植物。〕味苦，微寒。〔味苦，微寒：味苦，性微寒。〕主血积惊气，〔血积：血郁凝结成积，或跌打瘀血内蓄而成。惊气：心神不宁而生惊。〕除寒热，补中益肺气。久服利人。一名知母。生川谷。

徐长卿

徐长卿，〔徐长卿：属萝藦科植物。〕味辛，温。〔味辛，温：味辛，性温。〕主鬼物，〔鬼物：旧说中的鬼怪。〕百精，〔百精：各种精怪。〕蛊毒，〔蛊毒：感染变惑之气或虫毒所致的病症，症状复杂，变化不一，病情较重。〕疫疾，〔疫疾：传染性疾病。〕邪恶气，温疟。〔温疟：素有伏热，复感疟疾者。〕久服强悍轻身。一名鬼督邮。生山谷。

石龙刍

石龙刍，〔石龙刍：即龙须草，属灯心草科植物。〕味苦，微寒。〔味苦，微寒：味苦，性微寒。〕主心腹邪气，小便不利，淋闭，〔淋闭：即癃闭，指小便排出甚少或完全无尿排出。〕风湿，鬼疰，〔鬼疰：即鬼注，指劳瘵，痨病有传染性者，可见于结核病等。〕恶毒。〔恶毒：古怪或难治之病。〕久服补虚羸，轻身，耳目聪明，延年。一名龙须，一名草续断，一名龙珠。生山谷。

云　实

云实，〔云实：属豆科植物。〕味辛，温。〔味辛，温：味辛，性温。〕主泄利肠澼，〔主泄利肠澼：主治泄泻、痢疾、便血。〕杀虫，蛊毒，〔蛊毒：感染变惑之气或虫毒所致的病症，症状复杂，变化不一，病情较重。〕去邪恶结气，止痛，除热。花，主见鬼精物。〔鬼精物：旧称致病的鬼魅、精怪、老物。〕多食令人狂走。〔狂走：发狂疾行。〕久服轻身，通神明。生川谷。

王不留行

王不留行，〔王不留行：属石竹科植物。〕味苦，平。〔味苦，平：味苦，性平。〕主金创，止血，逐痛，出刺，〔刺：指刺入皮肉中的竹木针刺等。〕除风痹内寒。〔风痹：痹证的一种，风寒湿邪侵袭为痹，风邪甚则为风痹，以游走性疼痛为主。〕久服轻身，耐老增寿。生山谷。

牡　桂

牡桂，〔牡桂：即肉桂，属樟科植物。〕味辛，温。〔味辛，温：味辛，性温。〕主上气咳逆，结气，〔结气：气机郁滞。〕喉痹，〔喉痹：咽喉肿痛，吞咽不利。〕吐吸，〔吐吸：张隐庵注："吐吸者，吸不归根即吐出也。"〕利关节，补中益气。久服通神，轻身不老。生山谷。

菌　桂

菌桂，〔菌桂：又作箇桂，即官桂，属樟科植物。〕味辛，温。〔味辛，温：味辛，性温。〕主百病，养精神，和颜色，〔和颜色：令人面色悦和。〕为诸药先聘通使。〔先聘：古时遣使访问曰聘，其先行者为先聘。通使：传达的使者。为诸药先聘通使：为诸药的引导药。〕久服轻身不老，面生光华，媚好常如童子。生山谷。

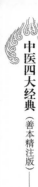
松　脂

松脂，〔松脂：即松香，属松科植物之树脂。〕味苦，温。〔味苦，温：味苦，性温。〕主疽，〔疽：痈疮深而恶者为疽。森本作"痈疽"。〕恶疮，〔恶疮：疮疡溃后，浸淫不休，经久不愈。〕头疡，〔头疡：头部疮疡。〕白秃，〔白秃：即白秃疮，又名癞头疮，头皮癣疾之一，症见头生白屑，发落而秃，相当于头白癣。〕疥瘙，〔疥瘙：全身剧痒的皮肤病。〕风气，〔风气：风邪，或风邪所致之病。〕安五脏，除热。久服轻身，不老延年。一名松膏，一名松肪。生山谷。

槐　实

槐实，〔槐实：即槐角内槐子，属豆科植物。〕味苦，寒。〔味苦，寒：味苦，性寒。〕主五内邪气热，〔五内：五脏也。五内邪气热：张隐庵注："肺病之涎唾，肝病之绝伤，心病之火疮，脾病之乳瘕，肾病之急痛，皆五脏邪热也。"〕止涎唾，〔涎唾：唾沫。〕补绝伤，〔绝伤：筋断骨折。〕五痔火创，〔五痔：指牡痔、牝痔、脉痔、肠痔、血痔。火创：即火疮，指烧伤。〕妇人乳瘕，〔妇人乳瘕：妇人乳房中有肿物。〕子脏急痛。〔子脏急痛：女子胞宫挛急疼痛。〕生平泽。

枸　杞

枸杞，〔枸杞：属茄科植物。〕味苦，寒。〔味苦，寒：味苦，性寒。〕主五内邪气，〔五内：五脏也。〕热中消渴，〔热中：为善饥能食，多饮数溲之证，属中消。〕周痹。〔周痹：周身风湿痹痛，沉重麻木，项背拘急，因气虚，风寒湿邪侵入肌肉、血脉所致。〕久服坚筋骨，轻身不老。一名杞根，一名地骨，一名枸忌，一名地辅。生平泽。

橘　柚

橘柚，〔橘柚：即陈皮，属芸香科植物。〕味辛，温。〔味辛，温：味辛，性温。〕主胸中瘕热逆气〔瘕：聚散无常，痛无定处的腹内结块。〕利水谷。久服去口臭，下气通神。一名橘皮。生川谷。

柏　实

柏实，〔柏实：即柏子仁，属柏科植物。〕味甘，平。〔味甘，平：味甘，性平。〕主惊悸，〔惊悸：惊骇而悸，或心悸易惊，恐惧不安。〕安五脏，益气，除湿痹。〔湿痹：又名着痹，风寒湿邪侵袭肢节、经络，但以湿邪为甚的痹证，症见肢体重着，肌肤顽麻，肢节疼痛，遇阴雨天气则发。〕久服令人悦泽美色，〔悦泽：面色或皮肤润泽悦目。〕耳目聪明，不饥不老，轻身延年。生山谷。

茯　苓

茯苓，〔茯苓：属多孔科真菌类植物。〕味甘，平。〔味甘，平：味甘，性平。〕主胸胁逆气〔逆气：上逆之气。〕忧恚惊邪恐悸，心下结痛，寒热烦满，咳逆，〔恚：音huì，怨愤。忧恚惊邪恐悸……咳逆：陈修园注："其气上逆则忧恚惊邪恐悸，水邪停留则结痛，水气不化则烦满，凌于太阴则咳逆，客于营卫则发热恶寒。"〕口焦舌干，利小便。久服安魂养神，不饥延年。一名茯菟。生山谷。

榆　皮

榆皮，〔榆皮：即榆白皮，属榆科植物。〕味甘，平。〔味甘，平：味甘，性平。〕主大小便不通，利水道，除邪气。久服轻身不饥，其实尤良。〔其实：即榆钱，榆树的果实。〕一名零榆。生山谷。

酸　枣

酸枣，〔**酸枣**：即酸枣仁，属鼠李科植物。〕味酸，平。〔**味酸，平**：味酸，性平。〕主心腹寒热，邪结气聚，〔**邪结气聚**：邪气郁滞，气机结聚。〕四肢酸疼，湿痹。久服安五脏，轻身延年。生川泽。

干　漆

干漆，〔**干漆**：属漆树科植物。〕味辛，温，无毒。〔**味辛，温**：味辛，性温。**无毒**：干漆有毒，须注意用药剂量及用法。〕主绝伤，〔**绝伤**：筋断骨折。〕补中，续筋骨，填髓脑，安五脏，五缓六急，〔**五缓六急**：张隐庵注："弛纵曰缓，拘挛曰急，皆不和之意。五脏不和而弛纵，是为五缓；六腑不和而拘挛，是为六急。"〕风寒湿痹。生漆，〔**生漆**：即漆树未干之树脂。〕去长虫。〔**长虫**：即蛔虫。〕久服轻身耐老〔**久服**：本品有小毒，不宜久服。〕生川谷。

蔓荆实

蔓荆实，〔**蔓荆实**：即蔓荆子，属马鞭草科植物。〕味苦，微寒。〔**味苦，微寒**：味苦，性微寒。〕主筋骨间寒热，痹，拘挛，〔**痹，拘挛**：《证类本草》作"湿痹拘挛"。〕明目坚齿，利九窍，去白虫。〔**白虫**：又名寸白虫，即绦虫。〕久服轻身耐老。小荆实亦等。〔**小荆实**：为牡荆子。**等**：相同也。〕生山谷。

辛　夷

辛夷，〔**辛夷**：又名木笔，属木兰科植物。〕味辛，温。〔**味辛，温**：味辛，性温。〕主五脏身体寒风，〔**主五脏身体寒风**：《证类本草》作"主五脏身体寒热"。〕风头脑痛，〔**风头脑痛**：头风、头痛。〕面皯。〔**面皯**：面色焦枯黧黑。〕久服下气轻身，明目，增年耐老。一名辛矧，一名侯桃，一名房木。生川谷。

杜 仲

杜仲，〔**杜仲**：属杜仲科植物。〕味辛，平。〔**味辛，平**：味辛，性平。〕主腰脊痛，补中益精气，坚筋骨，强志，除阴下痒湿，小便余沥。〔**小便余沥**：小便点滴难尽。〕久服轻身耐老。一名思仙。生山谷。

桑上寄生

桑上寄生，〔**桑上寄生**：即桑寄生，属桑寄生科植物。〕味苦，平。〔**味苦，平**：味苦，性平。〕主腰痛，小儿背强，〔**强**：僵硬，不柔和。〕痈肿，安胎，充肌肤，〔**充**：濡养。〕坚发齿，长须眉。其实明目，〔**其实**：即桑寄生的子实。〕轻身通神。〔**通神**：即通神明。此为神化之辞。〕一名寄屑，一名寓木，一名宛童。生川谷。

女贞实

女贞实，〔**女贞实**：即女贞子，属木樨科植物。〕味苦，平。〔**味苦，平**：味苦，性平。〕主补中，安五脏，养精神，除百疾。久服肥健，轻身不老。生山谷。

蕤 核

蕤核，〔**蕤核**：即蕤仁，又名白桵仁，属蔷薇科植物。〕味甘，温。〔**味甘，温**：味甘，性温。〕主心腹邪气，〔**邪气**：也作"邪结气"。〕明目，目赤痛，伤泪出。〔**伤**：妨碍。〕久服轻身，益气不饥。生川谷。

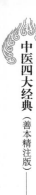

藕　实

藕实，〔**藕实**：即藕，属睡莲科植物。〕味甘，平。〔**味甘，平**：味甘，性平。〕主补中养神，〔**神**：《灵枢》："神者，水谷之精气也。"〕益气力，除百疾。久服轻身耐老，不饥延年。一名水芝丹。生池泽。

大　枣

大枣，〔**大枣**：属鼠李科植物。〕味甘，平。〔**味甘，平**：味甘，性平。〕主心腹邪气，安中养脾，助十二经，〔**十二经**：即人体十二条经脉，每条经脉联系体内一定的脏腑。**助十二经**：即有补脏腑之气之功效。〕平胃气，〔**平**：调理。〕通九窍，补少气少津液，〔**补少气少津液**：即益气生津。〕身中不足，大惊，四肢重，和百药。〔**和百药**：调和诸药。〕久服轻身长年。叶覆麻黄，〔**覆**：覆盖。〕能令出汗。〔**出汗**：在药材加工过程中，将药材堆积放置，使其发热回潮，促使药材内部水分向外转移的方法。〕生平泽。

葡　萄

葡萄，〔**葡萄**：属葡萄科植物。〕味甘，平。〔**味甘，平**：味甘，性平。〕主筋骨湿痹，益气，倍力，强志，令人肥健，耐饥，忍风寒。久食轻身，不老延年。可作酒。生山谷。

蓬　蘽

蓬蘽，〔**蘽**：音 lěi。**蓬蘽**：属蔷薇科植物。〕味酸，平。〔**味酸，平**：味酸，性平。〕主安五脏，益精气，长阴令坚，〔**长阴**：使阴茎得养。〕强志，倍力，有子。〔**有子**：令人有子。〕久服轻身不老。一名覆盆。生平泽。

鸡头实

鸡头实，〔**鸡头实**：即芡实，属睡莲科植物。〕味甘，平。〔**味甘，平**：味甘，性平。〕主湿痹，腰脊膝痛，补中，除暴疾，〔**除暴疾**：《新修本草》作"除百疾"。〕益精气，强志，令耳目聪明。久服轻身不饥，耐老神仙。一名雁啄实。生池泽。

胡 麻

胡麻，〔**胡麻**：即黑芝麻，属胡麻科植物。〕味甘，平。〔**味甘，平**：味甘，性平。〕主伤中虚羸，〔**伤中**：内脏精气受损。〕补五内，〔**五内**：即五脏。〕益气力，长肌肉，填髓脑。久服轻身不老。一名巨胜。叶名青蘘。生川泽。

麻 蕡

麻蕡，〔**麻蕡**：即大麻幼嫩之果穗，属桑科植物。〕味辛，平。〔**味辛，平**：味辛，性平。〕主五劳七伤，〔**五劳**：五脏之劳，或久视、久卧、久坐、久立、久行之五劳，或志劳、思劳、心劳、忧劳、瘦劳之五劳。**七伤**：阴寒、阳痿、精连连、精少阴下湿、小便苦数临事不卒、里急等男子肾气亏损的七种病症。〕利五脏，下血寒气，多食令人见鬼狂走。〔**见鬼狂走**：为神志异常所致的行为。〕久服通神明，轻身。麻子，〔**麻子**：即大麻实去壳之仁。〕味甘，平。〔**味甘，平**：味甘，性平。〕主补中益气，久服肥健，不老神仙。一名麻勃。生川谷。

冬葵子

冬葵子，〔**冬葵子**：属锦葵科植物。〕味甘，寒。〔**味甘，寒**：味甘，性寒。〕主五脏六腑，寒热羸瘦，五癃，〔**五癃**：五淋之古称，即石淋、气淋、膏淋、劳淋、热淋。〕利小便。久服坚骨，长肌肉，轻身延年。

苋　实

苋实，〔苋实：即苋菜之子，属马齿苋科植物。〕味甘，寒。〔味甘，寒：味甘，性寒。〕主青盲，〔青盲：眼外观无异而逐渐失明者。〕明目除邪，利大小便，去寒热。久服益气力，不饥轻身。一名马苋。

白瓜子

白瓜子，〔白瓜子：即冬瓜仁，属葫芦科植物。〕味甘，平。〔味甘，平：味甘，性平。〕主令人悦泽，〔悦泽：光润悦目。〕好颜色，益气不饥。久服轻身耐老。一名水芝。生平泽。

苦　菜

苦菜，〔苦菜：即苦苣菜，属菊科植物。〕味苦，寒。〔味苦，寒：味苦，性寒。〕主五脏邪气，厌谷胃痹。〔厌谷：不思饮食。胃痹：胃闭阻不通。〕久服安心益气，聪察少卧，〔聪：听觉灵敏。察：视觉敏锐。〕轻身耐老。一名荼草，一名选。生川谷。

龙　骨

龙骨，〔龙骨：为古代多种大型哺乳动物骨骼的化石。〕味甘，平。〔味甘，平：味甘，性平。〕主心腹鬼疰，〔鬼疰：即鬼注，指劳瘵，瘵病有传染性者，可见于结核病等。〕精物老魅，〔精物老魅：旧说致病的精怪、老物、鬼魅。〕咳逆，泄利脓血，〔泄利脓血：泄泻，下利，大便脓血。〕女子漏下，癥瘕坚结，〔癥瘕：腹腔内结聚成块的一类疾病。一般以坚硬不移，痛有定处的为癥；以聚散无常，痛无定片的为瘕。**坚结**：硬满结块。〕小儿**热气惊痫**。〔**热气惊痫**：热邪所致的急惊风。〕齿，〔**齿**：即龙齿，为古代哺乳动物齿的化石。〕主小儿大人惊痫瘨疾狂走，〔**惊痫**：即惊风。**瘨疾**：即癫狂证。**狂走**：狂跑。〕心下结气，〔**心下**：即胃脘部。〕不能喘息，诸痉，〔**痉**：以项背强急，口噤抽搐，角弓反张为主症。**诸痉**：各种痉病。〕杀精物。〔**精物**：旧说致病的精怪、鬼物。〕久服轻身，通神明，延年。生山谷。

麝 香

麝香，〔**麝香**：为鹿科动物雄麝香囊中的分泌物。〕味辛，温。〔**味辛，温**：味辛，性温。〕主辟恶气，〔**辟恶气**：能够摒除秽恶之气。〕杀鬼精物，〔**杀鬼精物**：杀灭鬼魅、精怪、老物。〕温疟，蛊毒，〔**蛊毒**：感染变惑之气或虫毒所致的病症，症状复杂，变化不一，病情较重。〕痫痉，〔**痫痉**：癫痫，痉病。〕去三虫。〔**去三虫**：小儿三种常见的肠寄生虫病，即长虫（蛔虫）、蛲虫、赤虫（姜片虫）。〕久服除邪，不梦寤魇寐，〔**梦寤魇寐**：做恶梦而呻吟惊叫。〕生川谷。

熊 脂

熊脂，〔**熊脂**：为熊科动物黑熊或棕熊的背上膏脂。〕味甘，微寒。〔**味甘，微寒**：味甘，性微寒。〕主风痹不仁筋急，〔**主风痹不仁筋急**：主治风邪偏甚的痹证，肢节疼痛游走不定，肌肤麻木不仁，筋脉挛急。〕五脏腹中积聚，〔**积聚**：指腹内结块，与癥瘕等证相等。〕寒热羸瘦，头疡白秃，〔**头疡**：头部疮疡。**白秃**：症见头生白屑，发落而秃，相当于头白癣。〕面皯疱。〔**面皯疱**：颜面焦枯黧黑并起小脓疱。〕久服强志，不饥轻身。生山谷。

白 胶

白胶，〔**白胶**：即鹿角胶，为鹿科动物之角煎制而成。〕味甘，平。〔味甘，平：味甘，性平。〕主伤中劳绝，〔劳绝：过度劳累而衰败。〕腰痛，羸瘦，补中益气，妇人血闭无子，〔妇人血闭无子：妇人经闭不孕。〕止痛，安胎。久服轻身延年。一名鹿角胶。

阿　胶

阿胶，〔阿胶：即驴皮胶，为马科动物驴皮煎煮加工制成。〕味甘，平。〔味甘，平：味甘，性平。〕主心腹内崩，〔崩：败坏。内崩：即脏腑败坏。〕劳极洒洒如疟状，〔劳极：极度劳伤。洒洒：寒粟貌。疟：疟疾。〕腰腹痛，四肢酸疼，女子下血，安胎。久服轻身益气。一名傅致胶。

石　蜜

石蜜，〔石蜜：即蜂蜜，为蜜蜂科昆虫酿成的糖类物质。〕味甘，平。〔味甘，平：味甘，性平。〕主心腹邪气，诸惊痫痉，〔诸惊痫痉：各种惊痫或小儿急惊风，口噤而角弓反张等。〕安五脏，诸不足，益气补中，止痛解毒，除众病，和百药。久服强志轻身，不饥不老。一名石饴。生山谷。

蜂　子

蜂子，〔蜂子：即蜜蜂子，为蜜蜂科昆虫蜜蜂之幼虫。〕味甘，平。〔味甘，平：味甘，性平。〕主风头，〔风头：风邪袭头，眩晕头痛。〕除蛊毒，〔蛊毒：感染变惑之气或虫毒所致的病症，症状复杂，变化不一，病情较重。〕补虚羸伤中。久服令人光泽，好颜色，不老。大黄蜂子，〔大黄蜂子：为胡蜂科昆虫大黄蜂的幼虫。〕主心腹胀满痛，轻身益气。土蜂子，〔土蜂子：为土蜂科昆虫土蜂的幼虫。〕主痈肿。一名蜚零。生山谷。

蜜　蜡

　　蜜蜡，〔**蜜蜡**：即蜂蜡，为蜜蜂科昆虫所分泌的物质。〕味甘，微温。〔**味甘，微温**：味甘，性微温。〕主下利脓血，补中，续绝伤金创，〔**绝伤**：筋断骨折。**金创**：刀剑箭矢等金属器刃所伤。〕益气，不饥耐老。生山谷。

牡　蛎

　　牡蛎，〔**牡蛎**：属牡蛎科动物。〕味咸，平。〔**味咸，平**：味咸，性平。〕主伤寒寒热，温疟洒洒，〔**洒洒**：为寒粟貌。〕惊恚怒气，〔**恚**：音huì，怨恨，忿怒。〕除拘缓，〔**拘**：筋脉肢体痉挛收缩，不能自如伸展。缓：舒缓、弛缓。**拘缓**：即拘急。〕鼠瘘，〔**鼠瘘**：即今之颈部或腋下淋巴结结核。〕女子带下赤白。久服强骨节，杀邪气，延年。一名蛎蛤。生池泽。

龟　甲

　　龟甲，〔**龟甲**：为龟科动物乌龟之甲。〕味咸，平。〔**味咸，平**：味咸，性平。〕主漏下赤白，破癥瘕，〔**癥瘕**：腹腔内结聚成块的一类疾病。一般以坚硬不移，痛有定处的为癥；以聚散无常，痛无定处的为瘕。〕痎疟，〔**痎疟**：即疟疾，或指劳疟、久疟。〕五痔，〔**五痔**：指牡痔、牝痔、脉痔、血痔、肠痔。〕阴蚀，〔**阴蚀**：虫蚀阴中，外阴溃烂，脓血淋漓。〕湿痹，四肢重弱，小儿囟不合。〔**小儿囟不合**：即小儿囟门闭合过迟。〕久服轻身不饥。一名神屋。生池泽。

桑螵蛸

　　桑螵蛸，〔**桑螵蛸**：为螳螂科昆虫之卵鞘。〕味咸，平。〔**味咸，**

平：味咸，性平。〕主伤中，疝瘕，〔疝瘕：因风寒与腹内气血相结而致，腹部隆起，推之可移，腹痛引腰背。〕阴痿，〔**阴痿**：即阳痿。〕益精生子，女子血闭腰痛，〔**血闭**：经闭。〕通五淋，〔**五淋**：石淋、气淋、膏淋、劳淋、热淋。〕利小便水道。一名蚀肬，生桑枝上，采蒸之。

导读分析

一、篇名解释▶▶▶

篇名上品指上品药物卷篇，而上品一般指毒性小或无毒的，多属补养而可以久服的药物。

二、文章大意▶▶▶

本篇详细阐述 120 种上品药物的性味、功效及主治，并分析药物的毒性。

神农本草经卷第三

金山顾观光尚之学

中 品

雄 黄

雄黄，〔**雄黄**：为含砷硫化物的矿石。〕味苦，平寒。〔**味苦，平寒**：味苦，性平。"寒"似衍字。〕主寒热，鼠瘘，〔**鼠瘘**：即颈腋部淋巴结结核。〕恶疮，〔**恶疮**：疮疡溃后，浸淫不休，经久不愈者。〕疽痔，〔**疽**：在皮肉深处的毒疮。**疽痔**：即为深而恶的痔疮。〕死肌，〔**死肌**：肌肉麻木不仁，活动不灵。〕杀精物，〔**精物**：即精怪、老物。〕恶鬼，邪气，百虫毒，〔**百虫毒**：即各种虫毒。森本作"百虫毒肿"。〕胜五兵。〔**胜**：克制。**五兵**：古时称戈、殳、戟、酋矛、夷矛等五种兵器，也泛指各种兵器。**胜五兵**：即不受兵器的损伤。〕炼食之，轻身神仙。一名黄食石。生山谷。

雌 黄

雌黄，〔**雌黄**：为含砷硫化物的矿石。〕味辛，平。〔**味辛，平**：味辛，性平。〕主恶疮，〔**恶疮**：疮疡溃后，浸淫不休，经久不愈者。〕

头秃痂疥，〔痂疥：疥疮瘙痒剧烈，搔抓后可结痂。〕杀毒虫虱，身痒，邪气诸毒。炼之久服，轻身，增年不老。生山谷。

石硫黄

石硫黄，〔石硫黄：即硫黄，为自然硫或硫黄矿石的加工品。〕味酸，温。〔味酸，温：味酸，性温。〕主妇人阴蚀，〔阴蚀：虫蚀阴中，外阴溃烂，赤白带下，脓血淋漓等。〕疽痔恶血，坚筋，头秃。〔头秃：各种疥癣引起的秃发。〕能化金银铜铁奇物。〔句释：能与金银铜铁等金属反应，变为它物。〕生山谷。

水　银

水银，〔水银：即液态金属汞。〕味辛，寒。〔味辛，寒：味辛，性寒。〕主疥瘘、痂疡、白秃，〔疥瘘：一作"疥癀"，全身剧痒之皮肤病。痂疡：即疮疡。白秃：即白秃疮，又名癞头疮，头皮癣疾之一，症见头生白屑，发落而秃，相当于头白癣。〕杀皮肤中虫虱，〔杀皮肤中虫虱：水银外用，能杀灭虫虱，抑制细菌生长。〕堕胎，除热，杀金银铜锡毒。熔化还复为丹。〔句释：水银与硫加热后制成硫化汞，即丹砂。〕久服神仙不死。〔久服：本品有毒，不宜内服，更不宜久服。神仙不死：为神化之辞。〕生平土。

石　膏

石膏，〔石膏：为硫酸盐类矿物。〕味辛，微寒。〔味辛，微寒：味辛，性微寒。〕主中风寒热，〔中风：感受风邪。〕心下逆气惊喘，口干舌焦，不能息，〔息：呼吸。〕腹中坚痛，〔坚：坚硬或胀满。〕除邪鬼，产乳，金创。生山谷。

磁　石

磁石，〔**磁石**：为氧化物类磁铁矿。〕味辛，寒。〔**味辛，寒**：味辛，性寒。〕主周痹风湿，〔**周痹风湿**：周身风湿痹痛，沉重麻木，项背拘急。〕肢节中痛，不可持物，〔**持**：拿。〕洗洗酸消，〔**洗洗**：寒栗貌。**洗洗酸消**：肌肤寒冷酸楚。〕除大热烦满及耳聋。一名元石。生山谷。

凝水石

凝水石，〔**凝水石**：即寒水石，为碳酸钙类矿石。〕味辛，寒。〔**味辛，寒**：味辛，性寒。〕主身热，腹中积聚邪气，〔**积聚**：腹内结块，与癥瘕等证相类。〕皮中如火烧，烦满。水饮之。久服不饥。一名白水石。生山谷。

阳起石

阳起石，〔**阳起石**：为硅酸盐类矿石。〕味咸，微温。〔**味咸，微温**：味咸，性微温。〕主崩中漏下，〔**崩中漏下**：即妇女崩漏。崩，指阴道大量出血，来势急骤，出血如注。漏，是出血量少，淋沥不止。〕破子脏中血，〔**子脏**：妇女胞宫。〕癥瘕结气，〔**癥瘕**：腹腔内结聚成块的一类疾病。一般以坚硬不移，痛有定处的为癥；以聚散无常，痛无定处的为瘕。〕寒热腹痛，无子，阴痿不起，〔**阴痿**：即阳痿。〕补不足。一名白石。生山谷。

理　石

理石，〔**理石**：为硫酸盐类矿物石膏中的纤维石膏。〕味辛，寒。〔**味辛，寒**：味辛，性寒。〕主身热，利胃解烦，益精明目，破积聚，

〔积聚：腹内结块，与癥瘕等证相类。〕去三虫。〔三虫：小儿三种常见的肠寄生虫病，即长虫（蛔虫）、蛲虫、赤虫（姜片虫）。〕一名立制石。生山谷。

长　石

长石，〔长石：为硫酸盐类矿物硬石膏的矿石。〕味辛，寒。〔味辛，寒：味辛，性寒。〕主身热，四肢寒厥，〔四肢寒厥：即手足厥冷，也叫"手足逆冷"、"四逆"。指手足四肢由下至上冷至肘膝的症状。〕利小便，通血脉，明目去翳眇，〔翳眇：目珠被膜蒙蔽而看不清。〕下三虫，〔三虫：小儿三种常见的肠寄生虫病，即长虫（蛔虫）、蛲虫、赤虫（姜片虫）。〕杀蛊毒，〔蛊毒：感染变惑之气或虫毒所致的病症，症状复杂，变化不一，病情较重。〕久服不饥。一名方石。生山谷。

石　胆

石胆，〔石胆：即胆矾，属硫酸盐类矿物。〕味酸，寒。〔味酸，寒：味酸，性寒。〕主明目，目痛，金创，诸痫痉，〔痫：即癫痫。痉：又称痉病，肢体筋肉强急挛缩，以项强、口噤、抽搐、角弓反张为主症。痫痉：癫痫发作，昏仆倒地，肢体抽搐者。〕女子阴蚀痛，石淋寒热，〔石淋：又称砂淋，指泌尿系统结石。〕崩中下血，诸邪毒气，令人有子。炼饵服之不老，久服增寿神仙。〔久服：本品有催吐、解毒收湿、蚀疮去腐作用，但有毒，不宜久服。〕能化铁为铜，〔能化铁为铜：本品能与铁反应生成单质铜。〕成金银。〔成金银：乃铜色而已。〕一名毕石。生山谷。

白　青

白青，〔白青：为蓝铜矿石，形圆、色白而腹不空者。〕味甘，平。〔**味甘，平：**味甘，性平。〕主明目，利九窍，耳聋，心下邪气，〔**心下：**多指胃脘部。〕令人吐，杀诸毒、三虫。〔**三虫：**小儿三种常见的肠寄生虫病，即长虫（蛔虫）、蛲虫、赤虫（姜片虫）。本品有毒，能驱除人体寄生虫。〕久服通神明，〔**久服：**白青为有毒之品，不宜久服。〕轻身，延年不老。生山谷。

扁 青

扁青，〔**扁青：**又名石青，属蓝铜矿石，形扁或呈块状者。〕味甘，平。〔**味甘，平：**味甘，性平。〕主目痛，明目，折跌，〔**折跌：**折伤、跌损。〕痛肿，金创不瘳，〔**瘳：**病愈。〕破积聚，〔**积聚：**腹内结块，与癥瘕等证相类。〕解毒气，利精神。久服轻身不老。〔**久服：**本品与空青、曾青、白青同类，不宜久服，今皆少用。〕生山谷。

肤 青

肤青，〔**肤青：**不明何物，后世已不用。孙星衍、孙冯翼辑本按：陶弘景云："俗方及仙经并无用此者。"下文孙星衍、孙冯翼辑本简称"孙本"。〕味辛，平。〔**味辛，平：**味辛，性平。〕主蛊毒，〔**蛊毒：**感染变惑之气或虫毒所致的病症，症状复杂，变化不一，病情较重。〕及蛇菜肉诸毒，恶疮。〔**恶疮：**疮疡溃后，浸淫不休，经久不愈者。〕生川谷。

干 姜

干姜，〔**干姜：**属姜科植物。〕味辛，温。〔**味辛，温：**味辛，性温。〕主胸满，咳逆上气，温中，止血，出汗，〔**出汗：**即发汗。〕逐风湿痹，肠澼下利。〔**肠澼：**痢疾。〕生者尤良。〔**生者：**即生姜。〕久服去臭气，通神明。生川谷。

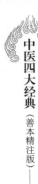
菓耳实

菓耳实，〔**菓耳实**：即苍耳子，属菊科植物。〕味甘，温。〔**味甘，温**：味甘，性温。〕主风头寒痛，〔**风头寒痛**：即头风寒痛。〕风湿周痹，四肢拘挛痛，恶肉死肌。〔**恶肉**：为疣赘之类。《肘后备急方》作"恶肉者，身中忽有肉，如赤小豆粒突出，便长如牛马乳，亦如鸡冠状。"〕久服益气，耳目聪明，强志轻身。一名胡菓，一名地葵。生川谷。

葛　根

葛根，〔**葛根**：属豆科植物。〕味甘，平。〔**味甘，平**：味甘，性平。〕主消渴，身大热，呕吐，诸痹，起阴气，〔**起**：产生。**起阴气**：生阳明阴津。〕解诸毒。〔**解诸毒**：本品后世多用于解酒毒。〕葛谷，〔**葛谷**：《新修本草》作"葛谷即是实耳"。〕主下利，十岁已上。〔**十岁已上**：似指十年以上的葛所生之实。〕一名鸡齐根。生川谷。

括楼根

括楼根，〔**括楼根**：又名栝楼根、瓜蒌根，即天花粉，属葫芦科植物。〕味苦，寒。〔**味苦，寒**：味苦，性寒。〕主消渴，身热烦满，大热，补虚安中，续绝伤。〔**绝伤**：筋断骨折。〕一名地楼。生川谷及山阴。

苦　参

苦参，〔**苦参**：属豆科植物。〕味苦，寒。〔**味苦，寒**：味苦，性寒。〕主心腹结气，〔**结气**：邪气郁结。〕癥瘕积聚，〔**癥瘕**：腹腔内结聚成块的一类疾病。一般以坚硬不移，痛有定处的为癥；以聚散无常，痛无定处为瘕。**积聚**：腹内结块，与癥瘕等证相类。〕黄疸，溺有余沥，〔**溺有余沥**：尿后点滴难尽。〕逐水，除痛肿，〔**痛肿**：痈疡肿痛。〕补中，明目，止泪。一名水槐，一名苦菳。生山谷及田野。

茈 葫

茈葫，〔**茈葫**：即柴胡，属伞形科植物。〕味苦，平。〔**味苦，平**：味苦，性平。〕主心腹，去肠胃中结气，〔**去肠胃中结气**：《神农本草经合注》："柴胡轻清，升达胆气，胆气条达，则十一脏从之宣化，故心腹肠胃中，凡有结气，皆能散之也。"〕饮食积聚，〔**积聚**：腹内结块，与癥瘕等证相类。〕寒热邪气，推陈致新。久服轻身，明目益精。一名地熏。生川谷。

芎 䓖

芎䓖，〔**芎䓖**：属伞形科植物。〕味辛，温。〔**味辛，温**：味辛，性温。〕主中风入脑，〔**中风入脑**：即头部感受风邪。〕头痛，寒痹筋挛，缓急，金创，妇人血闭无子。〔**血闭**：经闭。〕生川谷。

当 归

当归，〔**当归**：属伞形科植物。〕味甘，温。〔**味甘，温**：味甘，性温。〕主咳逆上气，温疟寒热，〔**温疟**：疟疾之一。《素问·疟论》作"先伤于风而后伤于寒，故先热而后寒，亦以时作，名曰温疟。"〕洗在皮肤中。〔**洗**：当为"洗洗"，寒栗貌。〕妇人漏下绝子，〔**漏下**：经血非时淋漓不尽。**绝子**：不孕。〕诸恶疮疡，金创。煮饮之。一名干归。生川谷。

麻　黄

麻黄，〔**麻黄**：属麻黄科植物。〕味苦，温。〔**味苦，温**：味苦，性温。〕主中风，伤寒头痛，温疟，发表，出汗，去邪热气，止咳逆上气，除寒热，破癥坚积聚。〔**积聚**：腹内结块，与癥瘕等证相类。〕一名龙沙。生川谷。

通　草

通草，〔**通草**：即木通，属木通科植物。〕味辛，平。〔**味辛，平**：味辛，性平。〕主去恶虫，〔**恶虫**：后果严重或古怪的寄生虫病。古人认为恶虫是由湿热化生，湿热清，则恶虫不生。〕除脾胃寒热，通利九窍、血脉、关节，令人不忘。一名附支。生山谷。

芍　药

芍药，〔**芍药**：属芍药科植物。〕味苦，平。〔**味苦，平**：味苦，性平。〕主邪气腹痛，除血痹，〔**血痹**：气血闭阻，身体不仁，肢节疼痛。〕破坚积寒热，〔**坚积**：腹中坚硬的包块。〕疝瘕。〔**疝瘕**：因风寒与腹内气血相结而致，腹部隆起，推之可移，腹痛引腰背。〕止痛，利小便，益气。生川谷及丘陵。

蠡　实

蠡实，〔**蠡实**：即马蔺子，属鸢尾科植物。〕味甘，平。〔**味甘，平**：味甘性平。〕主皮肤寒热，胃中热气，风寒湿痹，坚筋骨，令人嗜食。久服轻身。花、叶，去白虫。〔**白虫**：即绦虫。〕一名剧草，一名三坚，一名豕首。生川谷。

瞿 麦

瞿麦，〔**瞿麦**：属石竹科植物。〕味苦，寒。〔**味苦，寒**：味苦，性寒。〕主关格诸癃结，〔**关格**：小便不通名关，呕吐不止名格。小便不通与呕吐不止并见为关格。**癃结**：即癃闭，指小便排出甚少或完全无尿。〕小便不通，出刺，〔**刺**：竹木等刺入肉。〕决痈肿，〔**决**：溃破。〕明目去翳，〔**翳**：障蔽眼珠的薄膜。〕破胎堕子，下闭血。〔**闭**：阻塞不通。**闭血**：瘀血，或闭经。〕一名巨句麦。生川谷。

元 参

元参，〔**元参**：即玄参，属玄参科植物。〕味苦，微寒。〔**味苦，微寒**：味苦，性微寒。〕主腹中寒热积聚，〔**积聚**：腹内结块，与癥瘕等证相类。〕女子产乳余疾，〔**女子产乳余疾**：女子产后疾病。〕补肾气，令人目明。一名重台。生川谷。

秦 艽

秦艽，〔**秦艽**：属龙胆科植物。〕味苦，平。〔**味苦，平**：味苦，性平。〕主寒热邪气，寒湿风痹，〔**风痹**：痹证的一种，风寒湿邪侵袭为痹，风邪甚则为风痹，以游走性疼痛为主。〕肢节痛，下水，利小便。生山谷。

百 合

百合，〔**百合**：属百合科植物。〕味甘，平。〔**味甘，平**：味甘，性平。〕主邪气腹胀、心痛，利大小便，补中益气。生川谷。

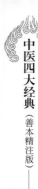

知　母

知母，〔**知母**：属百合科植物。〕味苦，寒。〔**味苦，寒**：味苦，性寒。〕主消渴热中，〔**热中**：即善饥、多饮、溲数，属中消。〕除邪气，肢体浮肿，下水，补不足，益气。一名蚳母，一名连母，一名野蓼，一名地参，一名水参，一名水浚，一名货母，一名蝭母。生川谷。

贝　母

贝母，〔**贝母**：属百合科植物。〕味辛，平。〔**味辛，平**：味辛，性平。〕主伤寒烦热，淋沥，〔**淋沥**：小便时尿道涩痛，欲尿不能，点滴难尽者。〕邪气，疝瘕，〔**疝瘕**：因风寒与腹内气血相结而致，腹部隆起，推之可移，腹痛牵引腰背。〕喉痹，〔**喉痹**：咽喉肿痛，吞咽困难。〕乳难，〔**乳难**：难产。〕金创风痉。〔**金创风痉**：因金创破损，感受风邪而引起四肢抽搐、项背强直、角弓反张等发痉症状，即破伤风。〕一名空草。

白　芷

白芷，〔**白芷**：属伞形科植物。〕味辛，温。〔**味辛，温**：味辛，性温。〕主女人漏下赤白，〔**漏下**：经血非时淋漓不尽。〕血闭，〔**血闭**：经闭。〕阴肿，寒热，风头侵目泪出，〔**风头**：《纲目》作"头风"。**风头侵目泪出**：风邪侵犯头目而流泪。〕长肌肤，润泽，可作面脂。一名芳香。生川谷。

淫羊藿

淫羊藿，〔**淫羊藿**：即仙灵脾，属小蘖科植物。〕味辛，寒。〔味辛，寒：味辛，性寒。〕主阴痿绝伤，〔阴痿：阳痿也。绝伤：筋断骨折。〕茎中痛，〔茎：阴茎。〕利小便，益气力，强志。一名刚前。生山谷。

黄 芩

黄芩，〔黄芩：属唇形科植物。〕味苦，平。〔味苦，平：味苦，性平。〕主诸热黄疸，肠澼泄利，〔肠澼：痢疾。〕逐水，下血闭，〔血闭：经闭。〕恶疮疽蚀，〔恶疮：疮疡溃后，浸淫不休，经久不愈者。疽蚀：痈疽腐烂。〕火疡。〔火疡：热毒疮疡或烧伤。〕一名腐肠。生川谷。

石龙芮

石龙芮，〔石龙芮：属毛茛科植物。〕味苦，平。〔味苦，平：味苦，性平。〕主风寒湿痹，心腹邪气，利关节，止烦满。久服轻身明目，不老。一名鲁果能，一名地椹。生川泽石边。

茅 根

茅根，〔茅根：即白茅根，属禾本科植物。〕味甘，寒。〔味甘，寒：味甘，性寒。〕主劳伤虚羸，〔劳伤：即劳倦内伤。〕补中益气，除瘀血，血闭寒热，〔血闭：经闭。〕利小便。其苗主下水。〔其苗：即茅针。〕一名兰根，一名茹根。生山谷田野。

紫 菀

紫菀，〔紫菀：属菊科植物。〕味苦，温。〔味苦，温：味苦，性温。〕主咳逆上气，胸中寒热结气，去蛊毒痿蹶，〔蛊毒：感染变惑之气或虫毒所致的病症，症状复杂，变化不一，病情较重。痿：四肢无力。蹶：行走障碍或跌倒。**痿蹶**：即四肢痿弱无力，行走不便的病症。〕安五脏。生山谷。

紫　草

紫草，〔**紫草**：属紫草科植物。〕味苦，寒。〔**味苦，寒**：味苦，性寒。〕主心腹邪气，五疸，〔**五疸**：《金匮要略》作"黄疸、谷疸、酒疸、女劳疸、黑疸。"〕补中益气，利九窍，通水道。一名紫丹，一名紫芙。生山谷。

茜　根

茜根，〔**茜根**：即茜草，属茜草科植物。〕味苦，寒。〔**味苦，寒**：味苦，性寒。〕主寒湿风痹，〔**风痹**：痹证的一种，风寒湿邪侵袭为痹，风邪甚则为风痹，以游走性疼痛为主。〕黄疸，补中。生川谷。

败　酱

败酱，〔**败酱**：即败酱草，属败酱科植物。〕味苦，平。〔**味苦，平**：味苦，性平。〕主暴热，〔**暴**：骤然、突然。〕火疮赤气，〔**火疮**：汤火烧烫伤。**赤气**：似指令皮肤赤热之毒。〕疥瘙，〔**疥瘙**：全身性剧痒的皮肤病。〕疽痔，马鞍热气。一名鹿肠。生川谷。

白　鲜

白鲜，〔**白鲜**：即白鲜皮，属芸香科植物。〕味苦，寒。〔**味苦，寒**：味苦，性寒。〕主头风，黄疸，咳逆，〔**咳逆**：咳嗽的一种，因气逆而作咳。〕淋沥，〔**淋沥**：小便涩痛，欲尿不能出，点滴淋沥不尽。〕女子阴中肿痛，湿痹死肌，〔**死肌**：肌肉麻木不仁，活动不灵。〕不可屈伸，起止行步。〔**起止行步**：指行走困难。〕生川谷。

酸　酱

酸酱，〔**酸酱**：即酸浆，又名挂金灯，属茄科植物。〕味酸，平。〔**味酸，平**：味酸，性平。〕主热烦满，定志，〔**定志**：安定神志。〕益气，利水道，产难吞其实立产。〔**产难**：分娩困难。〕一名醋酱。生川泽。

紫　参

紫参，〔**紫参**：植物科属不明，或为唇形科植物之石见穿，或为蓼科植物拳参。〕味苦、辛，寒。〔**味苦、辛，寒**：味苦、辛，性寒。〕主心腹积聚，〔**积聚**：腹内结块，与癥瘕等证相类。〕寒热邪气，通九窍，利大小便。一名牡蒙。生山谷。

藁　本

藁本，〔**藁本**：属伞形科植物。〕味辛，温。〔**味辛，温**：味辛，性温。〕主妇人疝瘕，〔**妇人疝瘕**：妇人冲任受寒，血脉凝滞，小腹结块而痛。〕阴中寒肿痛，腹中急，〔**急**：拘急。〕除风头痛，长肌肤，〔**长肌肤**：滋养肌肤。〕悦颜色。一名鬼卿，一名地新。生山谷。

狗　脊

狗脊，〔**狗脊**：属蚌壳蕨科植物。〕味苦，平。〔**味苦，平**：味苦，性平。〕主腰背强，〔**强**：僵硬，不柔和。〕关机缓急，〔**关机**：明末卢复辑《神农本草经》作"机关"。关机缓急：关节、韧带处拘急。〕周痹，〔**周痹**：周身疼痛，沉重麻木，项背拘急。〕寒湿膝痛，颇利老人。一名百枝。生川谷。

萆薢

萆薢，〔萆薢：属薯蓣科植物。〕味苦，平。〔味苦，平：味苦，性平。〕主腰背痛，强骨节，风寒湿周痹，恶疮不瘳，〔恶疮：疮疡溃后，浸淫不休，经久不愈者。瘳：愈也。〕热气。生山谷。

白兔藿

白兔藿，〔白兔藿：陶弘景云："不闻有识之者，想当似葛耳。"植物科属不详。〕味苦，平。〔味苦，平：味苦，性平。〕主蛇虺，〔虺：音huǐ，毒蛇。〕蜂虿，〔虿：音chài，蝎类的毒虫。〕猘狗，〔猘：音zhì，疯狗。〕菜肉蛊毒，〔蛊毒：感染变惑之气或虫毒所致的病症，症状复杂，变化不一，病情较重。〕鬼疰。〔鬼疰：即鬼注，指劳瘵，痨病有传染性者，可见于结核病等。〕一名白葛。生山谷。

营实

营实，〔营实：属蔷薇科植物。〕味酸，温。〔味酸，温：味酸，性温。〕主痈疽恶疮，〔恶疮：疮疡溃后，浸淫不休，经久不愈者。〕结肉跌筋，〔结肉：肉无膏泽，伸缩不灵。跌筋：筋不柔和。〕败疮热气，〔败疮热气：腐坏之疮，热毒之邪。〕阴蚀不瘳，〔阴蚀：虫蚀阴中，外阴溃疡。〕利关节。一名墙薇，一名墙麻，一名牛棘。生川谷。

白薇

白薇，〔白薇：属萝摩科植物。〕味苦，平。〔味苦，平：味苦，性平。〕主暴中风身热，〔暴中风：突然感受风邪。〕肢满，〔满：胀。〕忽忽不知人，〔忽忽：神志恍惚貌。〕狂惑邪气，〔狂惑：精神错乱，神志迷乱。〕寒热酸疼，温疟洗洗发作有时。〔洗洗：寒栗貌。〕生川谷。

薇 衔

薇衔，〔薇衔：植物科属不明，《新修本草》注："南人谓之吴风草，一名鹿衔草。"〕味苦，平。〔味苦，平：味苦，性平。〕主风湿痹，历节痛，〔历节痛：又名白虎历节，关节肿痛，游走不定，疼痛剧烈，屈伸不利。〕惊痫吐舌，〔惊痫：小儿急惊风。〕悸气贼风，〔悸：心惊跳。贼风：风邪。〕鼠瘘痈肿。〔鼠瘘：颈腋部淋巴结结核。〕一名糜衔。〔糜衔：似应作"麋衔"。〕生川泽。

翘 根

翘根，〔翘根：陶弘景："方药不复用，俗无知识。"李时珍认为即连翘根，属樨科植物。〕味甘，寒。〔味甘，寒：味甘，性寒。〕主下热气，益阴精，令人面悦好，〔面悦好：颜面气色好而宜人。〕明目。久服轻身耐老。生平泽。

水 萍

水萍，〔水萍：即浮萍，属浮萍科植物。〕味辛，寒。〔味辛，寒：味辛，性寒。〕主暴热身痒，〔暴：急剧、突然。〕下水气，胜酒，〔胜酒：胜任饮酒。〕长须发，消渴。久服轻身。一名水华。生池泽。

王 瓜

王瓜，〔王瓜：又名土瓜，属葫芦科植物。〕味苦，寒。〔味苦，寒：味苦，性寒。〕主消渴，内痹，〔内痹：内脏闭阻不通。〕瘀血月闭，〔月闭：经闭。〕寒热，酸疼，益气，愈聋。一名土瓜。生平泽。

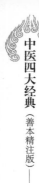

地 榆

地榆，〔**地榆**：属蔷薇科植物。〕味苦，微寒。〔**味苦，微寒**：味苦，性微寒。〕主妇人乳痓痛，〔**乳**：分娩。**痓**：痉也，筋肉强急挛缩。〕七伤，〔**七伤**：指阴寒、阳痿、精连连、精少阴下湿，小便苦数临事不卒、里急等男子肾气亏损的七种病症。〕带下病，止痛，除恶肉，〔**恶肉**：为疣赘之类。《肘后备急方》作"恶肉者，身中忽有肉，如赤小豆粒突出，便长如牛马乳，亦如鸡冠状。"〕止汗，疗金创。生山谷。

海 藻

海藻，〔**海藻**：属马尾藻科植物。〕味苦，寒。〔**味苦，寒**：味苦，性寒。〕主瘿瘤气，〔**瘿瘤**：即颈部肿块，多指甲状腺肿大等疾患。〕颈下核。〔**核**：凸起在表面的小硬结。〕破散结气，痈肿，癥瘕，〔**癥瘕**：腹腔内结聚成块的一类疾病。一般以坚硬不移，痛有定处的为癥；以聚散无常，痛无定处的为瘕。〕坚气，〔**坚**：坚实、质硬。〕腹中上下鸣，〔**上下鸣**：即肠鸣。〕下十二水肿。〔**十二水肿**：十二水肿不详，似为水肿证候之分类，如《诸病源候论》中有"十水候"、"二十四水候"之称。〕一名落首。生池泽。

泽 兰

泽兰，〔**泽兰**：属唇形科植物。〕味苦，微温。〔**味苦，微温**：味苦，性微温。〕主乳妇内衄，〔**内衄**：孙本注《御览》作"衄血"。〕中风余疾，大腹水肿，身面四肢浮肿，骨节中水，金创，痈肿，疮脓。一名虎兰，一名龙枣。生大泽旁。

防　己

防己，〔**防己**：属马兜铃科植物。〕味辛，平。〔**味辛，平**：味辛，性平。〕主风寒，温疟，热气，诸痫，〔**痫**：发作性的神志异常疾病，如癫痫等。〕除邪，利大小便。一名解离。生川谷。

牡　丹

牡丹，〔**牡丹**：属毛茛科植物。〕味辛，寒。〔**味辛，寒**：味辛，性寒。〕主寒热，中风，瘛疭痉，〔**瘛疭**：抽搐。**痉**：以项背强急、口噤、四肢抽搐、角弓反张为主要表现的病症。〕惊痫邪气。〔**惊痫**：惊风。〕除癥坚，瘀血留舍肠胃，安五脏，疗痈疮。一名鹿韭，一名鼠姑。生山谷。

款冬花

款冬花，〔**款冬花**：属菊科植物。〕味辛，温。〔**味辛，温**：味辛，性温。〕主咳逆上气，善喘，喉痹，〔**喉痹**：咽喉肿痛，吞咽不利。〕诸惊痫，寒热邪气。一名橐吾，一名颗冻，一名虎须，一名兔奚。生山谷。

石　韦

石韦，〔**石韦**：属水龙骨科植物。〕味苦，平。〔**味苦，平**：味苦，性平。〕主劳热邪气，〔**劳热**：虚劳发热。〕五癃闭不通，〔**五癃**：五淋之古称，即石淋、气淋、膏淋、劳淋、热淋也。〕利小便水道。一名石䖝。生山谷石上。

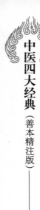

马先蒿

马先蒿，〔马先蒿：属玄参科植物。〕味平。〔味平：森本作"味苦平"。味苦，性平。〕主寒热鬼疰，〔鬼疰：即鬼注，指劳瘵，痨病有传染性者，可见于结核病等。〕中风湿痹，女子带下病，无子。〔无子：不孕。〕一名马屎蒿。生川泽。

积雪草

积雪草，〔积雪草：属伞形科植物。〕味苦，寒。〔味苦，寒：味苦，性寒。〕主大热，恶疮痈疽，〔恶疮：疮疡溃后，浸淫不休，经久不愈者。〕浸淫，〔浸淫：即浸淫疮，初起如疥，渐出黄水，浸淫成片。〕赤熛，〔赤熛：肌肤所发的赤色丹疹。〕皮肤赤，身热。生川谷。

女菀

女菀，〔女菀：属菊科植物。〕味辛，温。〔味辛，温：味辛，性温。〕主风寒洗洗，〔洗洗：寒栗貌。〕霍乱泄利，〔霍乱：以吐泻并作，烦闷不舒为主要表现的病症。〕肠鸣上下无常处，惊痫，寒热百疾。生川谷或山阳。

王 孙

王孙，〔王孙：属百合科植物。〕味苦，平。〔味苦，平：味苦，性平。〕主五脏邪气，寒湿痹，四肢疼酸，膝冷痛。生川谷。

蜀羊泉

蜀羊泉，〔蜀羊泉：属茄科植物。〕味苦，微寒。〔味苦，微寒：

味苦，性微寒。〕主头秃恶疮，〔**恶疮**：疮疡溃后，浸淫不休，经久不愈者。〕热气疥瘙，〔**疥瘙**：全身剧痒之皮肤病。〕痂癣虫，〔**痂**：疮痂，因皮肤病搔抓而结痂。**癣**：凡皮肤增厚伴有鳞屑或有渗液的皮肤病，中医统称为癣，包括多种急慢性皮肤病。**虫**：中医认为虫是引起疥瘙痂癣诸皮肤病的原因之一。〕疗龋齿。〔**龋齿**：即蛀牙。〕生川谷。

爵　床

爵床，〔**爵床**：属爵床科植物。〕味咸，寒。〔**味咸，寒**：味咸，性寒。〕主腰脊痛不得着床，〔**着**：音 zhuó，触、挨上之义。〕俛仰艰难，〔**俛**：音 fǔ，俯也，屈身。〕除热。可作浴汤。生川谷及田野。

栀　子

栀子，〔**栀子**：属茜草科植物。〕味苦，寒。〔**味苦，寒**：味苦，性寒。〕主五内邪气，〔**五内**：五脏。〕胃中热气，面赤酒疱皶鼻，〔**酒疱**：皮肤起豆粒大的丘疹或小脓疱。**皶鼻**：俗称酒渣鼻、酒糟鼻。〕白赖，〔**赖**：通"癞"。此处是指因疥癣等疾患而致毛发脱落，即癞头疮。**白赖**：即白癞，为白秃疮，头生白屑，发落而秃。〕赤赖，〔**赤赖**：为肥疮（黄癣），无白痂，皮赤而痒，又谓之赤秃。〕疮疡。一名木丹。生川谷。

竹　叶

竹叶，〔**竹叶**：属禾本科植物。〕味苦，平。〔**味苦，平**：味苦，性平。〕主咳逆上气，溢筋急，〔**溢**：后世有作"益"者，《纲目》引作"疗"。**筋急**：筋脉拘挛。〕恶疡，〔**恶疡**：《新修本草》作"恶疮"，指疮疡溃后，浸淫不休，经久不愈者。〕杀小虫。根，作汤，益气止渴，补虚下气。汁，〔**汁**：似今之竹沥。〕主风痉。〔**痉**：音 zhì。**风痉**：同"风痉"，症见突然跌倒，身背强直，口噤不开，反复发作。〕

实，〔**实**：竹实。〕通神明，轻身益气。

蘗 木

蘗木，〔**蘗木**：即黄柏，属芸香科植物。〕味苦，寒。〔**味苦，寒**：味苦，性寒。〕主五脏，肠胃中结热，〔**结热**：《新修本草》作"结气热"。〕黄疸，肠痔。〔**肠痔**：肛周肿痛，发寒热而出血者，相当于肛门周围脓肿。〕止泄利，女子漏下赤白，阴阳蚀疮。〔**阴阳蚀疮**：男女前阴虫蚀溃烂成疮。〕一名檀桓。生山谷。

吴茱萸

吴茱萸，〔**吴茱萸**：属芸香科植物。〕味辛，温。〔**味辛，温**：味辛，性温。〕主温中下气止痛，〔**下气**：降气、降逆。〕咳逆寒热，除湿血痹，逐风邪，开腠理。〔**腠理**：泛指皮肤、肌肉、脏腑之纹理及皮肤、肌肉间隙交接处的结缔组织，是渗泄体液、流通气血的门户，有抗御外邪内侵的功能。〕根，杀三虫。〔**三虫**：小儿三种常见的肠寄生虫病，即长虫（蛔虫）、蛲虫、赤虫（姜片虫）。〕一名藙。生山谷。

桑根白皮

桑根白皮，〔**桑根白皮**：即桑白皮，属桑科植物。〕味甘，寒。〔**味甘，寒**：味甘，性寒。〕主伤中，五劳六极赢瘦，〔**五劳六极**：《千金要方》作"五劳为志劳、思劳、心劳、忧劳、瘦劳。六极为气极、脉极、筋极、肉极、骨极、精极。"〕崩中脉绝，〔**崩中**：经血非时暴下不止。脉绝：脉象衰败。〕补虚益气。叶，〔**叶**：桑叶。〕主除寒热，出汗。桑耳，〔**桑耳**：桑上寄生的菌类。〕黑者，主女子漏下赤白汁，〔**赤白汁**：妇女在非月经期，自阴道分泌赤、白液体。〕血病，癥瘕积聚，〔**癥瘕**：腹腔内结聚成块的一类疾病。一般以坚硬不移，痛有定处的为癥；以聚散无常，痛无定处的为瘕。积聚：腹内结块，与癥瘕等证相类。〕阴痛，〔阴痛：孙本作"阴补"，《新修本草》作"腹痛"。〕阴阳寒热，无子。五木耳，〔五木耳：寄生于楮、槐、榆、柳、桑五种枯木上的木耳。〕名糯，益气不饥，轻身强志。生山谷。

芜 荑

芜荑，〔芜荑：属榆科植物。〕味辛，平。〔味辛，平：味辛，性平。〕主五内邪气，〔五内：五脏。〕散皮肤骨节中淫淫温行毒，〔淫淫：浸淫，或流貌。淫淫温行毒：即风动之邪。《新修本草》无"温"，作"淫淫行毒"。〕去三虫，〔三虫：小儿三种常见的肠寄生虫病，即长虫（蛔虫）、蛲虫、赤虫（姜片虫）。〕化食。〔化食：消积化食。〕一名无姑，一名殿塘。生川谷。

枳 实

枳实，〔枳实：属芸香科植物。〕味苦，寒。〔味苦，寒：味苦，性寒。〕主大风在皮肤中，〔大风：又名疠风、麻风。〕如麻豆苦痒，〔如麻豆苦痒：皮损如麻豆而瘙痒。〕除寒热结，〔除寒热结：《新修本草》作"除寒热热结"。〕止利，长肌肉，利五脏，益气轻身。生川泽。

厚 朴

厚朴，〔厚朴：属木兰科植物。〕味苦，温。〔味苦，温：味苦，性温。〕主中风，伤寒，头痛，寒热，惊悸气，〔惊悸气：由于惊骇而心悸，或心悸易惊，恐惧不安之症。〕血痹，〔血痹：因气血虚弱所致的痹证，症见身体不仁、肢节疼痛。〕死肌，〔死肌：肌肉麻木不仁。〕去三虫。〔三虫：小儿三种常见的肠寄生虫病，即长虫（蛔虫）、蛲虫、赤虫（姜片虫）。〕

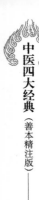

秦 皮

秦皮，〔**秦皮**：属木犀科植物。〕味苦，微寒。〔**味苦，微寒**：味苦，性微寒。〕主风寒湿痹，洗洗寒气，〔**洗洗**：寒栗貌。〕除热，目中青翳白膜。〔**翳**：目中障蔽眼珠的薄膜。〕久服头不白，轻身。生川谷。

秦 椒

秦椒，〔**秦椒**：孙本作"秦菽"，属芸香科植物。〕味辛，温。〔**味辛，温**：味辛，性温。〕主风邪气，温中，除寒痹，〔**寒痹**：风寒湿痹中以寒邪偏甚者。〕坚齿发，明目。久服轻身，好颜色，〔**好颜色**：令面色媚好宜人。〕耐老增年，通神。生川谷。

山茱萸

山茱萸，〔**山茱萸**：属山茱萸科植物。〕味酸，平。〔**味酸，平**：味酸，性平。〕主心下邪气，寒热，温中，逐寒湿痹，去三虫。〔**三虫**：小儿三种常见的肠寄生虫病，即长虫（蛔虫）、蛲虫、赤虫（姜片虫）。〕久服轻身。一名蜀枣。生山谷。

紫 葳

紫葳，〔**紫葳**：即凌霄花，属紫葳科植物。〕味酸，微寒。〔**味酸，微寒**：味酸，性微寒。〕主妇人产乳余疾，〔**产乳余疾**：产后疾病。〕崩中，〔**崩中**：经血非时暴下不止。〕癥瘕，〔**癥瘕**：腹腔内结聚成块的一类疾病。一般以坚硬不移，痛有定处的为癥；以聚散无常，痛无定处的为瘕。〕血闭，〔**血闭**：经闭。〕寒热，羸瘦，养胎。〔**养胎**：本品活血破瘀，孕妇忌用，此处述"养胎"，恐非其所宜。〕生川谷。

猪苓

猪苓，〔**猪苓**：属多孔菌科真菌。〕味甘，平。〔**味甘，平**：味甘，性平。〕主痎疟，〔**痎**：音 jiē，泛指疟疾。**痎疟**：此处特指间日疟或老疟、久疟。〕解毒，蛊疰不祥，〔**蛊疰**：《千金要方》："四肢浮肿，肌肤消索，咳逆，腹大如水状，死后转易家人。"〕利水道。久服轻身耐老。一名猳猪屎。生山谷。

白棘

白棘，〔**白棘**：即棘针，为酸枣的棘刺，属鼠李科植物。〕味辛，寒。〔**味辛，寒**：味辛，性寒。〕主心腹痛，痈肿溃脓，止痛。一名棘针。生川谷。

龙眼

龙眼，〔**龙眼**：即桂圆，属无患子科植物。〕味甘，平。〔**味甘，平**：味甘，性平。〕主五脏邪气，安志，厌食。〔**厌食**：不思饮食。〕久服强魂，〔**魂**：精神意识活动的一部分。《新修本草》作"魂魄"。〕聪明，〔**聪明**：耳聪目明。〕轻身不老，通神明。一名益智。生山谷。

木兰

木兰，〔**木兰**：又名玉兰，属木兰科植物。〕味苦，寒。〔**味苦，寒**：味苦，性寒。〕主身大热在皮肤中，去面热，赤皰酒皶，〔**皰**：皮肤上起豆粒大的水泡或脓皰。**赤皰**：古名鼻赤，俗称酒渣鼻、酒糟鼻。〕恶风瘨疾，〔**恶风**：指病人遇风觉冷，避风则缓解之症。**瘨**：通"癫"。**瘨疾**：神志错乱，或指癫痫。森本作"癫疾"。〕阴下痒湿，明耳目。一名林兰。生川谷。

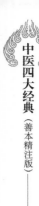

五加皮

五加皮，〔**五加皮：**属五加科植物。〕味辛，温。〔**味辛，温：**味辛，性温。〕主心腹疝气，〔**疝气：**在此是指腹部的剧烈疼痛，兼有二便不通的病症。《素问·长刺节论》作"病在少腹，腹痛，不得大小便，病名曰疝。"〕腹痛，益气疗躄，〔**躄：**音 bì，足不能行。〕小儿不能行，疽疮阴蚀。一名豺漆。

卫 矛

卫矛，〔**卫矛：**即鬼箭羽，属卫矛科植物。〕味苦，寒。〔**味苦，寒：**味苦，性寒。〕主女子崩中下血，〔**崩中下血：**即崩漏。崩，指不在经期突然阴道大量出血，来势急骤，出血如注；漏，指出血量少，淋沥不止，或经期血来量少而持续日久不止者。〕腹满汗出，除邪，杀鬼毒虫疰，〔**鬼毒：**古怪或原因不明之病邪。**虫疰：**当为"蛊疰"。〕一名鬼箭。生山谷。

合 欢

合欢，〔**合欢：**属豆科植物。〕味甘，平。〔**味甘，平：**味甘，性平。〕主安五脏，利心志，〔**利心志：**《证类本草》作"和心志"。〕令人欢乐无忧。久服轻身明目，得所欲。生山谷。

彼 子

彼子，〔**彼子：**陶弘景："方家从来无用此者，古今诸医及药家，了不复识……不知其形何类也。"〕味甘，温。〔**味甘，温：**味甘，性温。〕主腹中邪气，去三虫，〔**三虫：**小儿三种常见的肠寄生虫病，即长虫（蛔虫）、蛲虫、赤虫（姜片虫）。〕蛇螫，蛊毒，鬼疰，〔**鬼疰：**

即鬼注，指劳瘵，瘵病有传染性者，可见于结核病等。〕伏尸。生山谷。

梅 实

梅实，〔**梅实**：为蔷薇科植物梅之果实。〕味酸，平。〔**味酸，平**：味酸，性平。〕主下气，〔**下气**：即降逆。〕除热烦满，安心，肢体痛，偏枯不仁，〔**偏枯不仁**：即半身不遂，肌肤麻木。〕死肌，去青黑志，〔**志**：痣也。〕恶肉。生川谷。

桃核仁

桃核仁，〔**桃核仁**：又名桃核，即桃仁，属蔷薇科植物。〕味苦，平。〔**味苦，平**：味苦，性平。〕主瘀血，血闭，〔**血闭**：即经闭。〕瘕，〔**瘕**：腹中包块。王冰："血凝为瘕。"〕邪，〔**邪**：森本作"邪气"。〕杀小虫。桃花，杀疰恶鬼，〔**疰**：谓邪气久居人体内，多指具有传染性和病程长的慢性病。〕令人好颜色。〔**令人好颜色**：令人颜面气色悦泽。〕桃枭，〔**桃枭**：即树上干桃实，冬至不落者。又名桃奴。〕微温，〔**微温**：性微温。〕杀百鬼精物。〔**百鬼精物**：各种鬼魅、精怪、老物。〕桃毛，〔**桃毛**：桃实上的毛。〕主下血瘕，寒热积聚，〔**积聚**：腹内结块，与癥瘕等证相类。〕无子。桃蠹，〔**桃蠹**：即食桃树虫。〕杀鬼邪恶不祥。〔**鬼邪恶不祥**：古时将不明之病因归于鬼怪、邪恶气与不祥。〕生川谷。

杏核仁

杏核仁，〔**杏核仁**：即杏仁，又名杏核，属蔷薇科植物。〕味甘，温。〔**味甘，温**：味甘，性温。〕主咳逆上气，雷鸣，〔**雷鸣**：《千金》作"腹中雷鸣"。陈修园注："痰声之响如雷鸣也。"〕喉痹，〔**喉痹**：喉中肿痛，吞咽困难。〕下气产乳，金创，寒心贲肫。〔**寒心**：陈修园

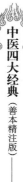

注："寒水之邪，自下上奔，犯于心位。"**贲肫**：又名贲豚，即奔豚，属肾之积，多由肾脏阴寒之气上逆或肝经气火冲逆所致。〕生川谷。

蓼 实

蓼实，〔**蓼实**：为蓼科植物之实。〕味辛，温。〔**味辛，温**：味辛，性温。〕主明目，温中，耐风寒，下水气，面目浮肿，痈疡。马蓼，〔**马蓼**：即大蓼。〕去肠中蛭虫。〔**蛭虫**：属二蛭虫科。我国有似二蛭虫属的记录。其生活习性：成虫寄生在电鳐科鱼类的鳃小片或鳃黏膜表层，某些种类的幼虫寄生于宿主的血液系统中。〕轻身。生川泽。

葱 实

葱实，〔**葱实**：为百合科植物葱之实。〕味辛，温。〔**味辛，温**：味辛，性温。〕主明目，补中不足。其茎可作汤，〔**其茎**：即葱白。〕主伤寒寒热，出汗，中风面目肿。

薤

薤〔**薤**：属百合科植物。〕味辛，温。〔**味辛，温**：味辛，性温。〕主金创疮败，〔**疮败**：疮口腐烂化脓。〕轻身不饥，耐老。生平泽。

假 苏

假苏，〔**假苏**：即荆芥，属唇形科植物。〕味辛，温。〔**味辛，温**：味辛，性温。〕主寒热，鼠瘘，〔**鼠瘘**：生于颈腋部的淋巴结结核。〕瘰疬生疮，〔**瘰疬**：相当于淋巴结核、慢性淋巴结炎，大者为疬，小者为瘰。〕破结聚气，下瘀血，除湿痹。一名鼠蓂。生川泽。

水 苏

水苏，〔水苏：属唇形科植物。〕味辛，微温。〔味辛，微温：味辛，性微温。〕主下气，〔主下气：森本另有"杀谷，除饮食"五字。〕辟口臭，〔辟：祛除。〕去毒辟恶。久服通神明，轻身耐老。生池泽。

水 靳

水靳，〔水靳：即水芹，属伞形科植物。〕味甘，平。〔味甘，平：味甘，性平。〕主女子赤沃，〔主女子赤沃：主治女子赤带。〕止血，养精，保血脉，益气，令人肥健嗜食。一名水英。生池泽。

发 髲

发髲，〔髲：音bì。发髲：又名血余，即人发。〕味苦，温。〔味苦，温：味苦，性温。〕主五癃，〔五癃：即五淋之古称，石淋、气淋、膏淋、劳淋、热淋也。〕关格不通，〔关格：小便不通名关，呕吐不止名格。小便不通与呕吐不止并见为关格。〕利小便水道，疗小儿痫，〔痫：即小儿癫痫，为发作性的神志异常，四肢抽搐，口吐涎沫之病。〕大人痓，〔痓：同"痉"，肢体强直，口噤，角弓反张等症。〕仍自还神化。〔还：恢复。〕

白马茎

白马茎，〔白马茎：白马之阴茎。〕味咸，平。〔味咸，平：味咸，性平。〕主伤中脉绝，〔伤中：五脏精气受损。〕阴不起，〔阴不起：阴茎不能勃起。〕强志益气，长肌肉，肥健，生子。眼，〔眼：即白马眼。〕主惊痫，腹满，疟疾，当杀用之。悬蹄，主惊邪，〔惊邪：森本作"惊痫"。〕瘈疭，〔瘈：筋急挛缩。疭：筋缓纵伸。瘈疭：即手足时缩时伸，抽搐也。〕乳难，〔乳难：难产。〕辟恶气鬼毒，蛊疰不祥。〔蛊疰：《千金要方》："四肢浮肿，肌肤消索，咳逆，腹大如水状，死后转易家人。"〕生平泽。

鹿茸

鹿茸，〔鹿茸：为鹿科动物雄鹿未骨化的幼角。〕味甘，温。〔味甘，温：味甘，性温。〕主漏下恶血，〔漏下恶血：妇女不在月经期，自阴道分泌少量离经之血，淋漓不尽。〕寒热惊痫，益气强志，生齿不老。角，〔角：鹿角，已骨化者。〕主恶疮痈肿，〔恶疮：疮疡溃后，浸淫不休，经久不愈者。〕逐邪恶气，留血在阴中。〔留血：滞留之血，似指瘀血。〕

牛角鰓

牛角鰓，下闭血，〔闭血：闭经。〕瘀血疼痛，女子带下血。〔女子带下血：《新修本草》作"女人带下，下血"。〕髓，〔髓：即牛骨髓。〕补中填骨髓，久服增年。胆，〔胆：即牛胆。〕可丸药，〔可丸药：可作赋型剂，将药物制成丸剂。〕

羖羊角

羖羊角，〔羖羊角：为牛科（又称洞角科，在生物分类学上属于哺乳纲的偶蹄目）动物雄性山羊或雄性绵羊的角。〕味咸，温。〔味咸，温：味咸，性温。〕主青盲。〔青盲：眼目外观无异，视力逐步减退而失明者。〕明目，杀疥虫，〔疥虫：传染疥疮的病原体。〕止寒泄，〔泄：同"泻"，腹泻。〕辟恶鬼虎狼，〔辟：通"避"，避开，排除。〕止惊悸。久服安心，益气轻身。生川谷。

牡狗阴茎

牡狗阴茎，〔**牡狗阴茎**：为犬科动物狗的阴茎及睾丸。〕味咸，平。〔**味咸，平**：味咸，性平。〕主伤中，阴痿不起，〔**阴痿**：即阳痿。〕令强热大，生子，除女子带下十二疾。〔**带下十二疾**：《音义》注："一曰多赤，二曰多白，三曰月水不通，四曰阴蚀，五曰子脏坚，六曰子门僻，七曰合阴阳患痛，八曰小腹寒痛，九曰子门闭，十曰子宫冷，十一曰梦与鬼交，十二曰五脏不定。"〕一名狗精。胆，主明目。

羚羊角

羚羊角，〔**羚羊角**：为牛科动物赛加羚羊的角。〕味咸，寒。〔**味咸，寒**：味咸，性寒。〕主明目，益气，起阴，去恶血注下，〔**注下**：下利。〕辟蛊毒，〔**蛊毒**：感染变惑之气或虫毒所致的病症，症状复杂，变化不一，病情较重。〕恶鬼，〔**恶鬼**：鬼魅。〕不祥，〔**不祥**：凶兆。〕安心气，常不魇寐。〔**魇**：做恶梦，或梦中呻吟惊叫。〕久服强筋骨，轻身。生川谷。

犀　角

犀角，〔**犀角**：为犀科动物犀牛的角。〕味苦，寒。〔**味苦，寒**：味苦，性寒。〕主百毒虫疰，〔**虫疰**：又名疰胀，即蛊疰。《千金》论其症"四肢浮肿，肌肤消索，咳逆，腹大如水状，死后转易家人。"〕邪鬼障气，〔**障气**：即瘴气，山林间致人疾病的湿热恶气。〕杀钩吻、鸩羽、蛇毒，〔**杀**：除毒。**钩吻**：中药名，有大毒，又名断肠草。**鸩羽**：鸩为传说中的一种毒鸟，其羽毛浸酒有毒，饮之立死，故以鸩羽借指毒酒。〕除邪，不迷惑魇寐。久服轻身。生山谷。

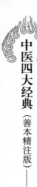
牛 黄

牛黄，〔**牛黄**：为牛科动物牛的胆囊结石。〕味苦，平。〔**味苦，平**：味苦，性平。〕主惊痫寒热，〔**惊痫**：惊风。〕热盛狂痉，〔**痉**：痉也。〕除邪逐鬼。生平泽。

豚 卵

豚卵，〔**豚卵**：为猪科动物猪的睾丸。〕味苦，温。〔**味苦，温**：味苦，性温。〕主惊痫，癫疾，〔**癫疾**：即癫痫或癫狂。〕鬼疰，〔**鬼疰**：即鬼注，指劳瘵，瘵病有传染性者，可见于结核病等。〕蛊毒，〔**蛊毒**：感染变惑之气或虫毒所致的病症，症状复杂，变化不一，病情较重。〕除寒热，贲肫，〔**贲肫**：又名贲豚，即奔豚，属肾之积，多由肾脏阴寒之气上逆或肝经气火冲逆所致。〕五癃，〔**五癃**：即五淋之古称，石淋、气淋、膏淋、劳淋、热淋也。〕邪气挛缩。一名豚颠。悬蹄，主伏热在肠，肠痈，内蚀。〔**蚀**：腐蚀。〕

麋 脂

麋脂，〔**麋脂**：即鹿科动物麋鹿的脂肪。〕味辛，温。〔**味辛，温**：味辛，性温。〕主痈肿恶疮，〔**恶疮**：疮疡溃后，浸淫不休，经久不愈者。〕死肌，寒风湿痹，四肢拘缓不收，风头肿气，〔**风头肿气**：风邪袭头，面目浮肿。〕通腠理。〔**腠理**：泛指皮肤、肌肉、脏腑之纹理及皮肤、肌肉交接处的结缔组织，是渗泄体液、流通气血的门户，有抗御外邪内侵的功能。〕一名官脂。生山谷。

丹雄鸡

丹雄鸡，〔**丹雄鸡**：即公鸡，为雉科动物。〕味甘，微温。〔**味甘，**

微温：味甘，性微温。〕主女人崩中漏下，〔崩中漏下：即崩漏，经血非时暴下不止或淋漓不尽，前者谓之崩中，后者谓之漏下。〕赤白沃，〔沃：黏液。赤白沃：指赤白带下或便下赤白黏液。〕补虚温中，止血，通神，杀毒，辟不祥。头，〔头：鸡头〕主杀鬼，〔杀鬼：古时迷信之举。〕东门上者尤良。肪，〔肪：鸡之脂肪。〕主耳聋。肠，〔肠：鸡肠。〕主遗溺。肶胵裹黄皮，〔肶胵：鸟类的胃。肶胵裹黄皮：即鸡内金。〕主泄利。尿白，〔尿白：应作"屎白"，即矢白，鸡屎中之白物。〕主消渴，伤寒寒热。黑雌鸡，主风寒湿痹，五缓六急，安胎。翮羽，〔翮：音 hé。翮羽：禽鸟的羽毛或羽根。〕主下血闭。〔血闭：经闭。〕鸡子，〔鸡子：即鸡卵，鸡蛋也。〕主除热火疮痫痉，〔火疮：汤火烧烫伤。痫痉：痉病。〕可作虎魄，〔虎魄：即琥珀，此乃伪琥珀。〕神物。鸡白蠹，〔蠹：蛀虫。〕肥脂。生平泽。

雁肪

雁肪，〔雁肪：属鸭科动物白额雁或鹅、鸭等的脂肪。〕味甘，平。〔味甘，平：味甘，性平。〕主风挛拘急，〔风挛：《新修本草》作"风击"。拘急：指肢体牵引不适或自觉紧缩感，以致不能活动自如。〕偏枯，〔偏枯：即半身不遂。〕气不通利。久服益气不饥，轻身耐老。一名鹜肪。生池泽。

鳖甲

鳖甲，〔鳖甲：为鳖科动物鳖之背甲。〕味咸，平。〔味咸，平：味咸，性平。〕主心腹癥瘕坚积，〔癥瘕：腹腔内结聚成块的一类疾病。一般以坚硬不移，痛有定处的为癥；以聚散无常，痛无定处的为瘕。〕寒热，去痞，〔痞：腹内结块。〕息肉，〔息肉：赘肉。〕阴蚀，痔，恶肉。〔恶肉：为疣赘之类。《肘后备急方》："恶肉者，身中忽有肉，如赤小豆粒突出，便长如牛马乳，亦如鸡冠状。"〕生池泽。

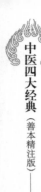
鲒鱼甲

鲒鱼甲，〔鲒鱼甲：即鼍甲，为鼍科动物扬子鳄的鳞甲。〕味辛，微温。〔味辛，微温：味辛，性微温。〕主心腹癥瘕，〔癥瘕：腹腔内结聚成块的一类疾病。一般以坚硬不移，痛有定处的为癥；以聚散无常，痛无定处为瘕。〕伏坚积聚，〔伏坚：匿伏于体内的硬块。积聚：腹内结块，与癥瘕等证相类。〕寒热，女子崩中下血五色，〔崩中下血：即崩漏。崩，指不在经期突然阴道大量出血，来势急骤，出血如注；漏，指出血量少，淋沥不止，或经期血来量少而持续日久不止。〕小腹阴中相引痛，〔引：牵引。〕疮疥死肌。〔疮：泛指皮肤病。疥：疥虫所致的皮肤病。死肌：肌肉麻木不仁，活动不利。〕生池泽。

蠡 鱼

蠡鱼，〔蠡鱼：即鳢鱼，又名黑鱼，属鳢科动物。〕味甘，寒。〔味甘，寒：味甘，性寒。〕主湿痹，〔湿痹：湿邪偏盛的痹证。〕面目浮肿，下大水。一名鲖鱼。生池泽。

鲤鱼胆

鲤鱼胆，〔鲤鱼胆：属鲤科动物。〕味苦，寒。〔味苦，寒：味苦，性寒。〕主目热赤痛，青盲，〔青盲：眼外观无异，逐渐失明之症。〕明目。久服强悍，益志气。生池泽。

乌贼鱼骨

乌贼鱼骨，〔乌贼鱼骨：即海螵蛸，为乌贼科动物之内壳。〕味咸，微温。〔味咸，微温：味咸，性微温。〕主女子漏下赤白，经汁血闭，〔经汁血闭：经闭。〕阴蚀肿痛，〔阴蚀：虫蚀阴中，外阴溃烂。〕

寒热，癥瘕，〔癥瘕：腹腔内结聚成块的一类疾病。一般以坚硬不移，痛有定处的为癥；以聚散无常，痛无定处的为瘕。〕无子。生池泽。

海　蛤

海蛤，〔海蛤：即蛤壳，为帘蛤科动物之贝壳。〕味苦，平。〔味苦，平：味苦，性平。〕主咳逆上气，喘息烦满，胸痛寒热。一名魁蛤。

文　蛤

文蛤，〔文蛤：为帘蛤科动物之贝壳。〕主恶疮，〔恶疮：疮疡溃后，浸淫不休，经久不愈者。〕蚀，〔蚀：孙本注《御览》作"除阴蚀"。〕五痔。

石龙子

石龙子，〔石龙子：即蜥蜴，为石龙子科动物。〕味咸，寒。〔味咸，寒：味咸，性寒。〕主五癃，〔五癃：五淋之古称，石淋、气淋、膏淋、劳淋、热淋也。〕邪结气，破石淋，下血，利小便水道。一名蜥蜴。生川谷。

露蜂房

露蜂房，〔露蜂房：即蜂房，为胡蜂科昆虫大黄蜂等的巢。〕味苦，平。〔味苦，平：味苦，性平。〕主惊痫瘛疭，〔惊痫：惊风。瘛疭：抽搐。〕寒热邪气，癫疾，〔癫疾：癫痫或癫狂。〕鬼精蛊毒，〔鬼精：鬼魅、精怪。蛊毒：感染变惑之气或虫毒所致的病症，症状复杂，变化不一，病情较重。〕肠痔。〔肠痔：肛周肿痛，发寒热而出血者。〕火熬之良。一名蜂肠。生山谷。

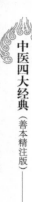

蚱蝉

蚱蝉，〔**蚱蝉**：为蝉科昆虫。〕味咸，寒。〔**味咸，寒**：味咸，性寒。〕主小儿惊痫，〔**小儿惊痫**：小儿惊风。〕夜啼，癫病，〔**癫病**：癫痫或癫狂。〕寒热。生杨柳上。

白僵蚕

白僵蚕，〔**白僵蚕**：为蚕蛾科昆虫。〕味咸，平。〔**味咸，平**：味咸，性平。〕主小儿惊痫，夜啼，去三虫，〔**三虫**：小儿三种常见的肠寄生虫病，即长虫（蛔虫）、蛲虫、赤虫（姜片虫）。〕减黑皯，〔**皯**：音 gǎn。**黑皯**：颜面焦枯鼙黑。〕令人面色好，男子阴疡病。生平泽。

导读分析

一、篇名解释 ▶▶▶

篇名中品指中品药物卷篇，而中品一般指有的有毒，有的无毒，多属补养而兼能攻治疾病的药物。

二、文章大意 ▶▶▶

本篇详细阐述 120 种中品药物的性味、功效及主治，并分析药物的毒性。

神农本草经卷第四

金山顾观光尚之学

下　品

孔公孽

孔公孽，〔**孔公孽**：即钟乳石，为碳酸盐类矿物方解石的钟乳状集合体。〕味辛，温。〔**味辛，温**：味辛，性温。〕主伤食不化，邪结气，〔**邪结气**：心腹间邪郁气滞之症。〕恶疮疽瘘痔。〔**恶疮**：疮疡溃后，浸淫不休，经久不愈者。**疽**：痛疮深而恶者。**瘘**：疮破久不收口，脓血浸淫，淋沥不止者。**痔**：古代泛指多种肛门疾病。〕利九窍，下乳汁。生山谷。

殷　孽

殷孽，〔**殷孽**：为直立于石灰岩溶洞底部的碳酸钙沉积物，通称石笋。〕味辛，温。〔**味辛，温**：味辛，性温。〕主烂伤瘀血，〔**烂伤**：损伤处腐烂。〕泄利寒热，鼠瘘，〔**鼠瘘**：颈腋部淋巴结结核。〕癥瘕结气。〔**癥瘕**：腹腔内结聚成块的一类疾病。一般以坚硬不移，痛有定处的为癥；以聚散无常，痛无定处的为瘕。〕一名姜石。生山谷。

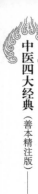

铁　精

铁精，〔铁精：为炼铁炉中的灰烬。〕平，〔平：性平。〕主明目，化铜。〔化铜：指与石胆同用，可化铁为铜。〕生平泽。

铁　落

铁落，〔铁落：即生铁落，为生铁煅红，外层氧化时被锤落的铁屑。〕味辛，平。〔味辛，平：味辛，性平。〕主风热，恶疮，〔恶疮：疮疡溃后，浸淫不休，经久不愈者。〕疡疽疮痂疥，〔疡：即外疡，外科诸疾之总称。疽：痛疮深而恶者。疮：即疮疡。痂疥：即疥疮，由疥虫引起的一种传染性的皮肤病，瘙痒剧烈，搔抓后可结痂。〕气在皮肤中。〔气：即致上述皮肤病的邪气。〕生平泽。

铁

铁，〔铁：为生铁、熟铁或钢铁等灰黑色金属。〕主坚肌耐痛。生平泽。

铅　丹

铅丹，〔铅丹：为用铅加工制成的四氧化三铅。〕味辛，微寒。〔味辛，微寒：味辛，性微寒。〕主咳逆胃反，〔咳逆：孙本原作"吐逆"。胃反：即反胃，朝食暮吐，暮食朝吐，甚者食已即吐。〕惊痫，癫疾，〔癫疾：即癫痫或癫狂。〕除热下气，炼化还成九光。久服通神明。生平泽。

粉　锡

粉锡，〔**粉锡**：即铅粉，为用铅加工制成的碱式碳酸铅。〕味辛，寒。〔**味辛，寒**：味辛，性寒。〕主伏尸毒螫，〔**伏尸**：传尸、鬼疰等隐伏体内而为病者。**毒螫**：被蛇蝎等咬螫中毒。〕杀三虫。〔**三虫**：小儿三种常见的肠寄生虫病，即长虫（蛔虫）、蛲虫、赤虫（姜片虫）。〕一名解锡。

锡镜鼻

锡镜鼻，〔**锡镜鼻**：《证类本草》作"锡铜镜鼻"。**鼻**：器物上凸出以供把握的部分。〕主女子血闭，癥瘕，〔**癥瘕**：腹腔内结聚成块的一类疾病。一般以坚硬不移，痛有定处的为癥；以聚散无常，痛无定处的为瘕。〕伏肠，〔**伏肠**：即结块伏匿于肠中。〕绝孕。〔**绝孕**：使女子不能怀孕。〕生山谷。

代赭石

代赭石，〔**代赭石**：属赤铁矿矿石。〕味苦，寒。〔**味苦，寒**：味苦，性寒。〕主鬼疰，〔**鬼疰**：即鬼注，指劳瘵，痨病有传染性者，可见于结核病等。〕贼风，〔**贼风**：即风邪。〕蛊毒，〔**蛊毒**：感染变惑之气或虫毒所致的病症，症状复杂，变化不一，病情较重。〕杀精物恶鬼，〔**精物恶鬼**：古时把未了解的古怪病因归于精物、恶鬼。〕腹中毒邪气，女子赤沃漏下。〔**沃**：黏液。**赤沃**：即赤带。〕一名须丸。生山谷。

戎　盐

戎盐，〔**戎盐**：即岩盐。〕主明目，目痛，益气，坚肌骨，去

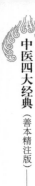

毒蛊。

大　盐

大盐，〔**大盐**：即粗粒食盐。〕令人吐。

卤　碱

卤碱，〔**卤碱**：即岩盐。〕味苦，寒。〔**味苦，寒**：味苦，性寒。〕主大热，消渴，狂烦，除邪及下蛊毒，〔**蛊毒**：感染变惑之气或虫毒所致的病症，症状复杂，变化不一，病情较重。〕柔肌肤。生池泽。

青琅玕

青琅玕，〔**青琅玕**：《尔雅》作"石而似珠"，《纲目》作"昔人谓（珊瑚）碧者为青琅玕"。〕味辛，平。〔**味辛，平**：味辛，性平。〕主身痒，火疮，痈伤，〔**痈伤**：即痈疡，疮浅而大者为痈。〕疥瘙，〔**疥瘙**：全身剧痒之皮肤病。〕死肌。一名石珠。生平泽。

礜　石

礜石，〔**礜石**：即砷黄铁矿，属硫化物类矿石。〕味辛，大热。〔**味辛，大热**：味辛，性大热。〕主寒热，鼠瘘，〔**鼠瘘**：即颈腋部淋巴结结核。〕蚀疮，死肌，风痹，〔**风痹**：痹证的一种，风寒湿邪侵袭为痹，风邪甚则为风痹，以游走性疼痛为主。〕腹中坚。〔**坚**：硬也。〕一名青分石，一名立制石，一名固羊石。生山谷。

石　灰

石灰，〔**石灰**：为石灰岩经煅烧而成。〕味辛，温。〔**味辛，温：**

味辛，性温。〕主疽疡疥瘙，〔疽疡：痈疽疮疡。疥瘙：全身剧痒之皮肤病。〕热气，恶疮，〔恶疮：疮疡溃后，浸淫不休，经久不愈。〕癞疾，〔癞疾：即疠风，麻风病。〕死肌堕眉，杀痔虫，去黑子息肉。〔黑子：黑痣。息肉：赘肉。〕一名恶灰。生山谷。

白 垩

白垩，〔白垩：为沉积岩类岩石白垩的块状物或粉末。〕味苦，温。〔味苦，温：味苦，性温。〕主女子寒热，癥瘕，〔癥瘕：腹腔内结聚成块的一类疾病。一般以坚硬不移，痛有定处的为癥；以聚散无常，痛无定处的为瘕。〕月闭，〔月闭：经闭。〕积聚。〔积聚：腹内结块，与癥瘕等证相类。〕生山谷。

冬 灰

冬灰，〔冬灰：即草木灰，为柴草烧成的灰。〕味辛，微温。〔味辛，微温：味辛，性微温。〕主黑子，去肬息肉，〔肬：即疣，赘疣。〕疽蚀，疥瘙。〔疥瘙：全身剧痒之皮肤病。〕一名藜灰。生川泽。

附 子

附子，〔附子：为乌头的旁生块根（子根），属毛茛科植物。〕味辛，温。〔味辛，温：味辛，性温。〕主风寒咳逆，邪气，温中，金创，破癥坚积聚，〔积聚：腹内结块，与癥瘕等证相类。〕血瘕，〔血瘕：腹中血凝包块。〕寒湿，踒躄拘挛，〔踒躄：即痿躄，以足不能行，下肢痿弱为主症。〕脚痛不能行步。生川谷。

乌 头

乌头，〔乌头：属毛茛科植物。〕味辛，温。〔味辛，温：味辛，性温。〕主中风，〔中风：中于风邪。〕恶风洗洗，〔洗洗：寒栗貌。〕出汗，除寒湿痹，咳逆上气，破积聚寒热。〔积聚：腹内结块，与癥瘕等证相类。〕其汁煎之名射罔，杀禽兽。一名奚毒，一名即子，一名乌喙。生山谷。

天　雄

天雄，〔天雄：为附子或草乌头之形长而细者，属毛茛科植物。〕味辛，温。〔味辛，温：味辛，性温。〕主大风，〔大风：即疠风，麻风病；或似指风之大者。〕风湿痹，历节痛，〔历节痛：即历节风，症见关节肿痛，游走不定，痛势剧烈。〕拘挛缓急，〔拘挛缓急：拘挛而急。〕破积聚，〔积聚：腹内结块，与癥瘕等证相类。〕邪气，金创，强筋骨，轻身健行。一名白幕。生山谷。

半　夏

半夏，〔半夏：属天南星科植物。〕味辛，平。〔味辛，平：味辛，性平。〕主伤寒，寒热，心下坚，〔坚：硬。〕下气，〔下气：降气。〕喉咽肿痛，头眩，胸胀，咳逆，肠鸣，止汗。一名地文，一名水玉。生川谷。

虎　掌

虎掌，〔虎掌：即天南星，属天南星科植物。〕味苦，温。〔味苦，温：味苦，性温。〕主心痛，寒热结气，积聚，〔积聚：腹内结块，与癥瘕等证相类。〕伏梁，〔伏梁：属心之积，多指心下（即脘腹部）痞满肿块。〕伤筋痿拘缓，〔筋痿：痿证之一，症见筋急拘挛，渐至痿弱不能运动。〕利水道。生山谷。

鸢 尾

鸢尾，〔**鸢尾**：属鸢尾科植物。〕味苦，平。〔**味苦，平**：味苦，性平。〕主蛊毒邪气，〔**蛊毒**：感染变惑之气或虫毒所致的病症，症状复杂，变化不一，病情较重。〕鬼疰诸毒，〔**鬼疰**：即鬼注，指劳瘵，瘵病有传染性者，可见于结核病等。〕破癥瘕积聚，〔**癥瘕**：腹腔内结聚成块的一类疾病。一般以坚硬不移，痛有定处的为癥；以聚散无常，痛无定处的为瘕。**积聚**：腹内结块，与癥瘕等证相类。〕去水，下三虫。〔**三虫**：小儿三种常见的肠寄生虫病，即长虫（蛔虫）、蛲虫、赤虫（姜片虫）。〕生山谷。

大 黄

大黄，〔**大黄**：属蓼科植物。〕味苦，寒。〔**味苦，寒**：味苦，性寒。〕主下瘀血，血闭，寒热，破癥瘕积聚，〔**癥瘕**：腹腔内结聚成块的一类疾病。一般以坚硬不移，痛有定处的为癥；以聚散无常，痛无定处的为瘕。**积聚**：腹内结块，与癥瘕等证相类。〕留饮宿食，〔**留饮**：痰饮病之一，因饮邪日久不化，留而不去，故名。**宿食**：饮食停积胃肠之病症。〕荡涤肠胃，推陈致新，通利水谷，调中化食，安和五脏。生山谷。

葶 苈

葶苈，〔**葶苈**：属十字花科植物。〕味辛，寒。〔**味辛，寒**：味辛，性寒。〕主癥瘕积聚结气，〔**癥瘕**：腹腔内结聚成块的一类疾病。一般以坚硬不移，痛有定处的为癥；以聚散无常，痛无定处的为瘕。**积聚**：腹内结块，与癥瘕等证相类。〕饮食寒热，破坚，〔**破坚**：破除郁结，消散肿块。〕逐邪，通利水道。一名大室，一名大适。生平泽及田野。

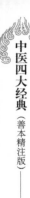

桔　梗

桔梗，〔桔梗：属桔梗科植物。〕味辛，微温。〔味辛，微温：味辛，性微温。〕主胸胁痛如刀刺，腹满，肠鸣幽幽，〔幽幽：形容微弱之肠鸣声。〕惊恐悸气。〔悸：心跳，心慌。〕生山谷。

莨菪子

莨菪子，〔莨菪子：又名天仙子，属茄科植物。〕味苦，寒。〔味苦，寒：味苦，性寒。〕主齿痛出虫，肉痹拘急，〔肉痹：又名肌痹，风寒痹阻于肌肤，肌肤尽痛，四肢痿弱，皮肤麻木不仁。〕使人健行，见鬼，〔见鬼：即神志迷乱，如见鬼状。〕多食令人狂走。久服轻身，〔久服：本品有毒，不宜多食、久服。〕走及奔马，〔走：跑，疾行。〕强志，益力，通神。一名横唐。生川谷。

草　蒿

草蒿，〔草蒿：即青蒿，属菊科植物。〕味苦，寒。〔味苦，寒：味苦，性寒。〕主疥瘙痂痒恶疮，〔疥瘙痂痒：即疥疮瘙痒结痂等。恶疮：疮疡溃后，浸淫不休，经久不愈者。〕杀虱，留热在骨节间，〔留热在骨节间：即骨蒸潮热，骨蒸是形容热自骨髓蒸发而出，潮热是指发热如潮汛之有定时。〕明目。一名青蒿，一名方溃。生川泽。

旋覆花

旋覆花，〔旋覆花：属菊科植物。〕味咸，温。〔味咸，温：味咸，性温。〕主结气胁下满，〔结气：即气机郁结。〕惊悸，〔惊悸：惊骇而心悸，或心悸易惊，恐惧不安。〕除水，去五脏间寒热，补中下气。〔下气：即降逆，降气。〕一名金沸草，一名盛椹。生川谷。

藜　芦

藜芦，〔**藜芦**：属百合科植物。〕味辛，寒。〔**味辛，寒**：味辛，性寒。〕主蛊毒，〔**蛊毒**：感染变惑之气或虫毒所致的病症，症状复杂，变化不一，病情较重。〕咳逆，泄利肠澼，〔**肠澼**：痢疾或便血。〕头疡疥瘙，〔**疥瘙**：全身剧痒之皮肤病。〕恶疮，〔**恶疮**：疮疡溃后，浸淫不休，经久不愈者。〕杀诸蛊毒，去死肌。一名葱苒。生山谷。

钩　吻

钩吻，〔**钩吻**：属马钱科植物。〕味辛，温。〔**味辛，温**：味辛，性温。〕主金创，〔**金创**：即刀剑等金属器械损伤。〕乳痓，〔**乳痓**：即乳痉，指产后发痉。〕中恶风，咳逆上气，水肿，杀鬼疰蛊毒。〔**鬼疰**：即鬼注，指劳瘵，瘵病有传染性者，可见于结核病等。**蛊毒**：感染变惑之气或虫毒所致的病症，症状复杂，变化不一，病情较重。〕一名野葛。生山谷。

射　干

射干，〔**射干**：属鸢尾科植物。〕味苦，平。〔**味苦，平**：味苦，性平。〕主咳逆上气，喉痹咽痛，不得消息，〔**喉痹咽痛，不得消息**：咽喉痹痛，则吞吐呼吸不利。〕散结气，腹中邪逆，食饮大热。一名乌扇，一名乌蒲。生川谷。

蛇　合

蛇合，〔**蛇合**：森本作"蛇全"，即蛇含，一名蛇衔，属蔷薇科植物。《唐本草》注云"合字乃是含字"。含、衔义同。〕味苦，微寒。〔**味苦，微寒**：味苦，性微寒。〕主惊痫，寒热邪气，除热，金创，疽痔鼠瘘，〔鼠瘘：颈腋部淋巴结结核。〕恶疮头疡。〔恶疮：疮疡溃后，浸淫不休，经久不愈者。头疡：头部疥疮、疮疡等。〕一名蛇衔。生山谷。

常　山

常山，〔常山：为虎耳草科植物常山之根。〕味苦，寒。〔味苦，寒：味苦，性寒。〕主伤寒寒热，热发温疟，〔温疟：疟疾之一，《素问·疟论》："此先伤于风，而后伤于寒，故先热而后寒也，亦以时作，名曰温疟。"〕鬼毒，〔鬼毒：古称原因不明的古怪病邪。〕胸中痰结吐逆。一名互草。生川谷。

蜀　漆

蜀漆，〔蜀漆：为虎耳草科植物常山之枝叶。〕味辛，平。〔味辛，平：味辛，性平。〕主疟及咳逆寒热，腹中癥坚痞结，积聚邪气，〔积聚：腹内结块，与癥瘕等证相类。〕蛊毒鬼疰。〔蛊毒：感染变惑之气或虫毒所致的病症，症状复杂，变化不一，病情较重。鬼疰：即鬼注，指劳瘵，痨病而有传染性者，可见于结核病等。〕生川谷。

甘　遂

甘遂，〔甘遂：属大戟科植物。〕味苦，寒。〔味苦，寒：味苦，性寒。〕主大腹疝瘕，〔疝瘕：因风寒与腹内气血相结而致，腹部隆起，推之可移，腹痛牵引腰背。〕腹满，面目浮肿，留饮宿食，破癥坚积聚，〔积聚：腹内结块，与癥瘕等证相类。〕利水谷道。〔谷道：即肠道。利水谷道：通利水道与谷道。〕一名主田。生川谷。

白　敛

白敛，〔白敛：即白蔹，属葡萄科植物。〕味苦，平。〔味苦，平：味苦，性平。〕主痈肿疽疮，〔痈：疮浅而大者。疽：疮深而恶者。痈肿疽疮：泛指各种疮疡。〕散结气，止痛除热，目中赤，小儿惊痫，〔小儿惊痫：即小儿急惊风。〕温疟，女子阴中肿痛。一名菟核，一名白草。生山谷。

青葙子

青葙子，〔青葙子：属苋科植物，森本作"青葙"。〕味苦，微寒。〔味苦，微寒：味苦，性微寒。〕主邪气，皮肤中热，风瘙身痒，〔风瘙身痒：风邪所致皮肤极痒之症。〕杀三虫。〔三虫：小儿三种常见的肠寄生虫病，即长虫（蛔虫）、蛲虫、赤虫（姜片虫）。〕子名草决明，〔草决明：决明子的别名亦为草决明，与此乃同名而异物。〕疗唇口青。一名青蒿，一名萋蒿。生平谷。

雚　菌

雚菌，〔雚菌：今似已不用。《纲目》作"雚当作萑，乃芦苇之属，此菌生于其下，故名也。"〕味咸，平。〔味咸，平：味咸，性平。〕主心痛，温中，去长虫，〔长虫：蛔虫也。〕白瘑，〔瘑：癣也。〕蛲虫，蛇螫毒，癥瘕，〔癥瘕：腹腔内结聚成块的一类疾病。一般以坚硬不移，痛有定处的为癥；以聚散无常，痛无定处的为瘕。〕诸虫。一名雚芦。生池泽。

白　及

白及，〔白及：属兰科植物。〕味苦，平。〔味苦，平：味苦，性平。〕主痈肿恶疮败疽，〔恶疮：疮疡溃后，浸淫不休，经久不愈者。

败疽：腐坏溃败之疽。〕伤阴，死肌，胃中邪气，〔胃中邪气：胃受邪气侵害。〕贼风鬼击，〔贼风：即邪风。鬼击：指突然间胸腹绞痛或出血的疾患。《肘后备急方》："鬼击之病，得之无渐卒着，如人力刺状，胸胁腹内，绞急切痛，不可抑按，或即吐血，或鼻中出血，或下血。"〕痱缓不收。〔痱：即偏枯。痱缓不收：肢体瘫痪，手足痿废而不收引。〕一名甘根，一名连及草。生川谷。

大　戟

大戟，〔大戟：属大戟科植物。〕味苦，寒。〔味苦，寒：味苦，性寒。〕主蛊毒，〔蛊毒：感染变惑之气或虫毒所致的病症，症状复杂，变化不一，病情较重。〕十二水肿，肿满急痛，〔肿：森本作"腹"。〕积聚，〔积聚：腹内结块，与癥瘕等证相类。〕中风，皮肤疼痛，吐逆。一名印钜。

泽　漆

泽漆，〔泽漆：属大戟科植物。〕味苦，微寒。〔味苦，微寒：味苦，性微寒。〕主皮肤热，大腹水气，四肢面目浮肿，丈夫阴气不足。生川泽。

茵　芋

茵芋，〔茵芋：属芸香科植物。〕味苦，温。〔味苦，温：味苦，性温。〕主五脏邪气，心腹寒热，羸瘦，如疟状，发作有时，诸关节风湿痹痛。生川谷。

贯　众

贯众，〔贯众：属蹄盖蕨科植物。〕味苦，微寒。〔味苦，微寒：

味苦，性微寒。〕主腹中邪热气，诸毒，杀三虫。〔三虫：小儿三种常见的肠寄生虫病，即长虫（蛔虫）、蛲虫、赤虫（姜片虫）。〕一名贯节，一名贯渠，一名百头，一名虎卷，一名扁符。生山谷。

莞 花

莞花，〔**莞花**：属瑞香科植物。〕味苦，寒。〔**味苦，寒**：味苦，性寒。〕主伤寒温疟，下十二水，破积聚、大坚、癥瘕，〔**积聚、大坚、癥瘕**：均为腹中结块，或胀或痛。〕荡涤肠胃中留癖饮食，〔**荡涤**：清除。**留癖**：饮水不消，积聚成癖，留而不去。〕寒热邪气，利水道。生川谷。

牙 子

牙子，〔**牙子**：即狼牙，属蔷薇科植物。〕味苦，寒。〔**味苦，寒**：味苦，性寒。〕主邪气热气，疥瘙，〔**疥瘙**：全身剧痒之皮肤病。〕恶疡，疮痔，去白虫。〔**白虫**：即绦虫。〕一名狼牙。生川谷。

羊踯躅

羊踯躅，〔**羊踯躅**：属杜鹃花科植物。森本作"羊踯躅即闹羊花"。〕味辛，温。〔**味辛，温**：味辛，性温。〕主贼风在皮肤中淫淫痛，〔**贼风**：即风邪。**淫淫**：犹浸淫，增进貌。〕温疟，恶毒，〔**恶毒**：对人体有害的难治之邪。〕诸痹。生川谷。

芫 花

芫花，〔**芫花**：属瑞香科植物。〕味辛，温。〔**味辛，温**：味辛，性温。〕主咳逆上气，喉鸣喘，咽肿，短气，蛊毒，〔**蛊毒**：感染变惑之气或虫毒所致的病症，症状复杂，变化不一，病情较重。〕鬼疟，

〔**鬼疟**：疟疾之一。〕疝瘕，〔**疝瘕**：因风寒与腹内气血相结而致，腹部隆起，推之可移，腹痛牵引腰背。〕痈肿，<u>杀虫鱼</u>。〔**杀虫鱼**：本品有毒，故能毒杀虫、鱼。〕一名去水。生川谷。

姑　活

姑活，〔**姑活**：植物科属未明。陶弘景："方药亦无用此者。"〕味甘，温。〔**味甘，温**：味甘，性温。〕主大风邪气，湿痹寒痛。久服轻身，益寿耐老。一名冬葵子。

别　羁

别羁，〔**别羁**：植物科属未明。陶弘景："方家时有用处，今俗亦绝耳也。"〕味苦，微温。〔**味苦，微温**：味苦，性微温。〕主风寒湿痹，身重，四肢疼酸，寒邪，<u>历节痛</u>，〔**历节痛**：又名白虎历节，关节肿痛，游走不定，疼痛剧烈，屈伸不利。〕生川谷。

商　陆

商陆，〔**商陆**：属商陆科植物。〕味辛，平。〔**味辛，平**：味辛，性平。〕主水胀，〔**水胀**：即水肿。〕疝瘕，〔**疝瘕**：因风寒与腹内气血相结而致，腹部隆起，推之可移，腹痛牵引腰背。〕痹。〔**痹**：泛指肢体、经络、脏腑闭阻不通而导致的疾病。〕熨除痈肿，〔**熨**：中医外治方法，即用药涂敷患处，或将药炒热后用布包起，摩擦患处。〕杀鬼精物。〔**鬼精物**：鬼魅、精怪、老物。〕一名葛根，一名夜呼。生川谷。

羊　蹄

羊蹄，〔**羊蹄**：属蓼科植物。〕味苦，寒。〔**味苦，寒**：味苦，性寒。〕主头秃疥瘙，〔疥瘙：全身剧痒之皮肤病。〕除热，女子阴蚀。
〔阴蚀：虫蚀阴中，外阴溃疡。〕一名东方宿，一名连虫陆，一名鬼
目。生川泽。

萹　蓄

萹蓄，〔萹蓄：属石竹科植物。〕味辛，平。〔味辛，平：味辛，
性平。〕主浸淫疥瘙疽痔，〔浸淫：即浸淫疮，皮肤病初起如疥，渐出
黄水，浸淫机体，蔓延成片，急性湿疹之类。疥瘙：全身剧痒之皮肤
病。〕杀三虫。〔三虫：小儿三种常见的肠寄生虫病，即长虫（蛔虫）、
蛲虫、赤虫（姜片虫）。〕生山谷。

狼　毒

狼毒，〔狼毒：属瑞香科或大戟科植物。〕味辛，平。〔味辛，平：
味辛，性平。〕主咳逆上气，破积聚饮食，〔积聚：腹内结块，与癥瘕
等证相类。〕寒热，水气恶疮，〔恶疮：疮疡溃后，浸淫不休，经久不
愈者。〕鼠瘘，〔鼠瘘：即生于颈部或腋下的淋巴结结核。〕疽蚀，〔疽
蚀：疽毒溃烂，腐蚀筋骨。〕鬼精蛊毒，〔蛊毒：感染变惑之气或虫毒
所致的病症，症状复杂，变化不一，病情较重。〕杀飞鸟走兽。〔杀：
毒死。〕一名续毒。生山谷。

鬼　臼

鬼臼，〔鬼臼：即八角莲，属小檗科植物。〕味辛，温。〔味辛，
温：味辛，性温。〕主杀蛊毒鬼疰精物，〔蛊毒：感染变惑之气或虫毒
所致的疾病，症状复杂，变化不一，病情较重。鬼疰：即鬼注，指劳
瘵，痨病有传染性者，可见于结核病等。精物：古时称会致病的精怪
老物。〕辟恶气不祥，逐邪，解百毒。一名爵犀，一名马目毒公，一
名九臼。生山谷。

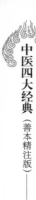
白头翁

白头翁，〔**白头翁**：属毛茛科植物。〕味苦，温。〔**味苦，温**：味苦，性温。〕主温疟，狂易，〔**狂易**：即精神失常，狂而易性。〕寒热癥瘕积聚，〔**癥瘕**：腹腔内结聚成块的一类疾病。一般以坚硬不移，痛有定处的为癥；以聚散无常，痛无定处的为瘕。**积聚**：腹内结块，与癥瘕等证相类。〕瘿气，〔**瘿**：即颈之瘤也。〕逐血止痛，疗金创。〔**金创**：金属器刃损伤肢体所致的创伤。〕一名野丈人，一名胡王使者。生山谷。

羊　桃

羊桃，〔**羊桃**：植物科属不明。〕味苦，寒。〔**味苦，寒**：味苦，性寒。〕主熛热身暴赤色，〔**熛**：热盛。**暴**：突然发生。〕风水积聚，〔**积聚**：腹内结块，与癥瘕等证相类。〕恶疡，除小儿热。一名鬼桃，一名羊肠。生川谷。

女　青

女青，〔**女青**：《纲目》："女青有二，一是藤生，乃苏恭所谓似萝藦者；一种草生，则蛇衔根也。"〕味辛，平。〔**味辛，平**：味辛，性平。〕主蛊毒，〔**蛊毒**：感染变惑之气或虫毒所致的病症，症状复杂，变化不一，病情较重。〕逐邪恶气，杀鬼温疟，〔**杀鬼**：祛致病之鬼魅。〕辟不祥。一名雀瓢。

连　翘

连翘，〔**连翘**：属木犀科植物。〕味苦，平。〔**味苦，平**：味苦，性平。〕主寒热，鼠瘘，〔**鼠瘘**：颈腋部淋巴结结核。〕瘰疬痈肿，〔**瘰病：相当于淋巴结结核、慢性淋巴结炎。小的为瘰，大的为病。〕恶疮瘿瘤，〔**恶疮**：疮疡溃后，浸淫不休，经久不愈者。**瘿瘤**：即颈部肿块，如甲状腺肿大等疾病。〕结热蛊毒。〔**蛊毒**：感染变惑之气或虫毒所致的病症，症状复杂，变化不一，病情较重。〕一名异翘，一名兰华，一名轵，一名三廉。生山谷。

石下长卿

石下长卿，〔**石下长卿**：植物科属未明。陶弘景："此又名徐长卿，恐是误耳。方家无用。此处俗中，皆不复识也。"〕味咸，平。〔**味咸，平**：味咸，性平。〕主鬼疰精物，〔**鬼疰**：即鬼注，指劳瘵，瘵病有传染性者，可见于结核病等。**精物**：旧称精怪、老物。〕邪恶气，杀百精蛊毒，〔**百精**：诸种精怪。**蛊毒**：感染变惑之气或虫毒所致的病症，症状复杂，变化不一，病情较重。〕老魅，〔**老魅**：即老鬼怪。〕注易，亡走，啼哭，悲伤恍惚。一名徐长卿。生池泽。

蒀 茹

蒀茹，〔**蒀茹**：属大戟科植物。《御览》作"闾茹"。〕味辛，寒。〔**味辛，寒**：味辛，性寒。〕主蚀恶肉，〔**恶肉**：为疣赘之类。《肘后备急方》："恶肉者，身中忽有肉，如赤小豆粒突出，便长如牛马乳，亦如鸡冠状。"〕败疮，〔**败疮**：即腐溃之疮疡。〕死肌，杀疥虫，排脓恶血，除大风热气，善忘不乐。生川谷。

乌 韭

乌韭，〔**乌韭**：《新修本草》注："即石衣也，亦曰石苔，又名石发，生岩石阴不见日处，与卷柏相类也。"〕味甘，寒。〔**味甘，寒**：味甘，性寒。〕主皮肤往来寒热，利小肠，膀胱气。生山谷。

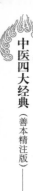
鹿藿

鹿藿，〔鹿藿：属豆科植物。〕味苦，平。〔味苦，平：味苦，性平。〕主蛊毒，〔蛊毒：感染变惑之气或虫毒所致的病症，症状复杂，变化不一，病情较重。〕女子腰腹痛，不乐，肠痈，〔肠痈：痈肿在肠者，即现今之阑尾炎、阑尾脓肿等。〕瘰疬，〔瘰疬：相当于淋巴结结核、慢性淋巴结炎，小者为瘰，大者为疬。〕疡气。生山谷。

蚤休

蚤休，〔蚤休：即重楼，又名七叶一枝花、金线重楼，属百合科植物。〕味苦，微寒。〔味苦，微寒：味苦，性微寒。〕主惊痫摇头弄舌，〔惊痫：惊风。〕热气在腹中，癫疾，〔癫疾：癫痫或癫狂。〕痈疮，阴蚀，〔阴蚀：虫蚀阴中，外阴溃疡。〕下三虫，〔三虫：小儿三种常见的肠寄生虫病，即长虫（蛔虫）、蛲虫、赤虫（姜片虫）。〕去蛇毒。一名蚩休。生川谷。

石长生

石长生，〔石长生：属铁线蕨科植物。〕味咸，微寒。〔味咸，微寒：味咸，性微寒。〕主寒热恶疮，〔恶疮：疮疡溃后，浸淫不休，经久不愈者。〕大热，辟鬼气不祥，〔鬼气不祥：旧时把某些原因不明的疾病，归为鬼气不详所致。〕一名丹草。生山谷。

陆英

陆英，〔陆英：即蒴藋之花，属忍冬科植物。〕味苦，寒。〔味苦，寒：味苦，性寒。〕主骨间诸痹，四肢拘挛疼酸，膝寒痛，阴痿，〔阴痿：即阳痿。〕短气不足，脚肿。生川谷。

荩　草

荩草，〔荩草：属禾本科植物。〕味苦，平。〔味苦，平：味苦，性平。〕主久咳上气，喘逆久寒，惊悸，痂疥，〔痂疥：疥类等皮肤病。〕白秃，〔白秃：即白秃疮，又名癞头疮，头皮癣疾之一，症见头生白屑，发落而秃，相当于头白癣。〕疡气，杀皮肤小虫。生川谷。

牛　扁

牛扁，〔牛扁：属毛茛科植物。〕味苦，微寒。〔味苦，微寒：味苦，性微寒。〕主身皮疮热气，可作浴汤，杀牛虱小虫，又疗牛病。生川谷。

夏枯草

夏枯草，〔夏枯草：属唇形科植物。〕味苦、辛，寒。〔味苦、辛，寒：味苦、辛，性寒。〕主治热瘰疬，〔瘰疬：相当于淋巴结核、慢性淋巴结炎，大者为疬，小者为瘰。〕鼠瘘，〔鼠瘘：即颈腋部淋巴结结核。〕头疮，破癥，散瘿结气，〔瘿：颈瘤也。〕脚肿湿痹，轻身。一名夕句，一名乃东。生川谷。

屈　草

屈草，〔屈草：植物科属未明。陶弘景："方药不复用，俗无识者。"〕味苦，微寒。〔味苦，微寒：味苦，性微寒。〕主胸胁下痛，邪气，肠间寒热，阴痹。久服轻身，益气耐老。〔益气耐老：《御览》作"补益能老"。〕生川泽。

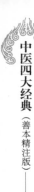
巴　豆

巴豆，〔巴豆：属大戟科植物。〕味辛，温。〔味辛，温：味辛，性温。〕主伤寒温疟寒热，破癥瘕结聚坚积，〔癥瘕结聚坚积：指心腹气滞血瘀之肿块。森本作"癥瘕结坚积聚"。〕留饮痰癖，〔留饮：痰饮病之一，饮邪日久不化，留而不去者。痰癖：水饮久停化痰，流移胁肋之间，时有胁痛之症。〕大腹水胀，荡涤五脏六腑，开通闭塞，〔闭塞：为二便不通。〕利水谷道，〔利水谷道：通利大、小便。〕去恶肉，〔恶肉：为疣赘之类。《肘后备急方》："恶肉者，身中忽有肉，如赤小豆粒突出，便长如牛马乳，亦如鸡冠状。"〕除鬼毒蛊疰邪物，〔鬼毒：旧指致病的邪气、毒邪。蛊疰：即蛊注，古病名。《千金要方》："四肢浮肿，肌肤消索，咳逆，腹大如水状，死后转易家人。"邪物：泛指致病之秽物。〕杀虫鱼。〔杀虫鱼：本品有毒，故能杀虫鱼。〕一名巴叔。生川谷。

蜀　椒

蜀椒，〔蜀椒：即川椒，属芸香科植物。〕味辛，温。〔味辛，温：味辛，性温。〕主邪气咳逆，温中，逐骨节皮肤死肌，〔逐骨节皮肤死肌：《千金要方》作"逐皮肤中寒气，去死肌。"〕寒湿痹痛，下气。久服之，头不白，轻身增年。生川谷。

皂　荚

皂荚，〔皂荚：即皂角，属豆科植物。〕味辛、咸。〔味辛、咸：森本作"味辛，温"。味辛、咸，性温。〕主风痹，〔风痹：痹证的一种，风寒湿邪侵袭为痹，风邪甚则为风痹，以游走性疼痛为主。〕死肌，邪气，风头泪出。〔风头：头风。〕利九窍，杀精物。〔精物：旧称致病的精怪、鬼物。〕生川谷。

柳　华

柳华，〔**柳华**：即柳花，属杨柳科植物。〕味苦，寒。〔**味苦，寒**：味苦，性寒。〕主风水，〔**风水**：面目四肢浮肿，而见发热恶风者。〕黄疸，面热黑。一名柳絮。叶，主马疥痂疮。实，主溃痈，逐脓血。子汁疗渴。〔**子汁疗渴**：《纲目》作"所谓子汁疗渴者，则连絮浸渍，研汁服之尔。"〕生川泽。

楝　实

楝实，〔**楝实**：即川楝子，属楝科植物。〕味苦，寒。〔**味苦，寒**：味苦，性寒。〕主温疾伤寒，〔**温疾**：即热性病。〕大热烦狂，杀三虫，〔**三虫**：小儿三种常见的肠寄生虫病，即长虫（蛔虫）、蛲虫、赤虫（姜片虫）。〕疥疡，〔**疥疡**：疥疮之类。〕利小便水道。生山谷。

郁李仁

郁李仁，〔**郁李仁**：属蔷薇科植物。〕味酸，平。〔**味酸，平**：味酸，性平。〕主大腹水肿，面目四肢浮肿，利小便水道。根，主齿龈肿，龋齿，〔**龋**：音 qǔ。**龋齿**：以牙齿被蛀蚀，逐渐毁坏而成龋洞为主要表现的牙病。〕坚齿。一名爵李。生川谷。

莽　草

莽草，〔**莽草**：属木兰科植物。〕味辛，温。〔**味辛，温**：味辛，性温。〕主风头，〔**风头**：即头风，《纲目》作"风毒"。〕痈肿，乳肿，疝瘕，〔**疝瘕**：因风寒与腹内气血相结而致，腹部隆起，推之可移，腹痛牵引腰背。〕除结气，疥瘙。〔**疥瘙**：全身剧痒之皮肤病。〕杀虫鱼。〔**杀虫鱼**：本品能毒杀虫、鱼。〕生山谷。

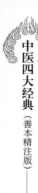

雷　丸

雷丸，〔雷丸：属多孔菌科植物。〕味苦，寒。〔味苦，寒：味苦，性寒。〕主杀三虫，〔三虫：小儿三种常见的肠寄生虫病，即长虫（蛔虫）、蛲虫、赤虫（姜片虫）。〕逐毒气，胃中热，利丈夫，不利女子。作摩膏，〔摩膏：用药膏涂擦体表而达到治疗目的。森本作"膏摩"。〕除小儿百病。生山谷。

梓白皮

梓白皮，〔梓白皮：属紫葳科植物。〕味苦，寒。〔味苦，寒：味苦，性寒。〕主热，去三虫。〔三虫：小儿三种常见的肠寄生虫病，即长虫（蛔虫）、蛲虫、赤虫（姜片虫）。〕叶，〔叶：《新修本草》作"华叶"，即花、叶。〕捣傅猪疮。〔傅：涂。〕饲猪，肥大三倍。生山谷。

桐　叶

桐叶，〔桐叶：为玄参科植物泡桐或毛泡桐之叶。〕味苦，寒。〔味苦，寒：味苦，性寒。〕主恶蚀疮着阴。〔着：郁滞，留着。恶蚀疮着阴：即阴蚀、阴疮，为虫蚀阴中所致，症见外阴溃烂，脓血淋漓，或痛或痒，肿胀坠痛。〕皮，主五痔，〔五痔：牡痔、牝痔、肠痔、血痔、脉痔。〕杀三虫。〔三虫：小儿三种常见的肠寄生虫病，即长虫（蛔虫）、蛲虫、赤虫（姜片虫）。〕花，主傅猪疮。〔傅：涂。〕饲猪，肥大三倍。生山谷。

石　南

石南，〔石南：即石南叶，属蔷薇科植物。森本作"石南草"。〕味辛，平。〔味辛，平：味辛，性平。〕主养肾气，内伤阴衰，〔内伤阴衰：五脏损伤，阴精衰弱。〕利筋骨皮毛。实，杀**蛊毒**，〔**蛊毒**：感染变惑之气或虫毒所致的病症，症状复杂，变化不一，病情较重。〕破积聚，〔**积聚**：腹内结块，与癥瘕等证相类。〕逐**风痹**。〔**风痹**：痹证的一种，风寒湿邪侵袭为痹，风邪甚则为风痹，以游走性疼痛为主。〕一名鬼目。生山谷。

黄 环

黄环，〔**黄环**：孙本注："谓之紫藤花者是也。"陶弘景："用甚稀，市人鲜有识者。"〕味苦，平。〔**味苦，平**：味苦，性平。〕主**蛊毒鬼疰**，〔**蛊毒**：感染变惑之气或虫毒所致的病症，症状复杂；变化不一，病情较严重。**鬼疰**：即鬼注，指劳瘵。瘵病有传染性者，可见于结核病等。〕鬼魅邪气在脏，除咳逆寒热。一名凌泉，一名大就。生山谷。

溲 疏

溲疏，〔**溲疏**：属虎耳草科植物。〕味辛，寒。〔**味辛，寒**：味辛，性寒。〕主身皮肤中热，除邪气，止遗溺。可作浴汤。生山谷及田野故丘墟地。

鼠 李

鼠李，〔**鼠李**：属鼠李科植物。〕主寒热，瘰疬疮。生田野。

松 萝

松萝，〔**松萝**：属松萝科植物。〕味苦，平。〔**味苦，平**：味苦，性平。〕主瞋怒邪气，〔**瞋**：同"嗔"，恼怒，生气。〕止虚汗，头风，女子阴寒肿痛。一名女萝。生山谷。

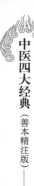

药实根

药实根，〔**药实根**：植物科属未明。《图经本草》："疑即黄药之实。"但孙本按："《广雅》云：贝父，药实也。"贝父，即贝母。〕味辛，温。〔**味辛，温**：味辛，性温。〕主邪气，诸痹疼酸，续绝伤，〔**绝伤**：即筋断骨折。〕补骨髓。一名连木。生山谷。

蔓椒

蔓椒，〔**蔓椒**：即两面针，属芸香科植物。〕味苦，温。〔**味苦，温**：味苦，性温。〕主风寒湿痹，历节疼，〔**历节**：痹证的一种，以关节肿痛剧烈为特点。〕除四肢厥气，〔**四肢厥气**：手足逆冷是也。〕膝痛。一名豕椒。生川谷及丘冢间。

栾华

栾华，〔**栾华**：栾树之花，属无患子科植物。〕味苦，寒。〔**味苦，寒**：味苦，性寒。〕主目痛泪出伤眦，〔**眦**：眼角。〕消目肿。生川谷。

淮木

淮木，〔**淮木**：《纲目》："即古城中之木。"陶弘景："方药亦不复用。"〕味苦，平。〔**味苦，平**：味苦，性平。〕主久咳上气，肠中虚羸，女子阴蚀漏下赤白沃。〔**阴蚀**：为虫蚀阴中，外阴溃烂的病症。**漏下**：经血非时淋漓不尽。**赤白沃**：即赤白带下。〕一名百岁城中木。生山谷。

大豆黄卷

大豆黄卷，〔**大豆黄卷**：为豆科植物大豆种子的加工品。〕味甘，平。〔**味甘，平**：味甘，性平。〕主湿痹筋挛膝痛。生大豆，〔**生大豆**：即大豆种子。〕涂痈肿。煮汁饮，杀鬼毒，〔**鬼毒**：旧称病因不明的古怪病邪为鬼毒。〕止痛。赤小豆，〔**赤小豆**：豆科植物赤小豆或赤豆之种子。〕主下水，〔**下水**：即利水。〕排痈肿脓血。生平泽。

腐婢

腐婢，〔**腐婢**：即赤小豆花，属豆科植物。〕味辛，平。〔**味辛，平**：味辛，性平。〕主痎疟寒热，〔**痎疟**：即疟疾，又特指间日疟或老疟、久疟。〕邪气泄利，阴不起，〔**阴不起**：即阳痿。〕病酒，〔**病酒**：醉酒，伤酒。〕头痛。生汉中。

瓜蒂

瓜蒂，〔**瓜蒂**：即甜瓜蒂，属葫芦科植物。〕味苦，寒。〔**味苦，寒**：味苦，性寒。〕主大水，〔**大水**：严重水肿。〕身面四肢浮肿，下水，杀蛊毒，〔**蛊毒**：感染变惑之气或虫毒所致的病症，症状复杂，变化不一，病情较重。〕咳逆上气，及食诸果，〔**食诸果**：森本作"食诸果不消"。〕病在胸腹中，皆吐下之。生平泽。

苦瓠

苦瓠，〔**苦瓠**：即葫芦，属葫芦科植物。〕味苦，寒。〔**味苦，寒**：味苦，性寒。〕主大水，〔**大水**：严重水肿。〕面目四肢浮肿，下水，令人吐。生川泽。

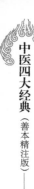
六畜毛蹄甲

六畜毛蹄甲，〔六畜毛蹄甲：陶弘景："六畜谓马、牛、羊、猪、狗、鸡也，骡、驴亦其类，骆驼方家并少用。"〕味咸，平。〔味咸，平：味咸，性平。〕主鬼疰，〔鬼疰：即鬼注，指劳瘵，瘵病有传染性者，可见于结核病等。〕蛊毒，〔蛊毒：感染变惑之气或虫毒所致的病症，症状复杂，变化不一，病情较重。〕寒热惊痫，〔惊痫：即急惊风。〕癫痓狂走。〔癫：即神志错乱。痓：肢体强直，口噤而角弓反张者。〕骆驼毛尤良。

燕　屎

燕屎，〔燕屎：森本作"燕矢"。陶弘景则认为是胡燕屎。〕味辛，平。〔味辛，平：味辛，性平。〕主蛊毒，〔蛊毒：感染变惑之气或虫毒所致的病症，症状复杂，变化不一，病情较重。〕鬼疰，〔鬼疰：即鬼注，指劳瘵，瘵病有传染性者，可见于结核病等。〕逐不祥邪气，破五癃，〔五癃：即五淋之古称，石淋、气淋、膏淋、劳淋、热淋也。〕利小便。生平谷。

天鼠屎

天鼠屎，〔天鼠屎：即夜明砂，为蝙蝠科动物蝙蝠的干燥粪便。〕味辛，寒。〔味辛，寒：味辛，性寒。〕主面痈肿，皮肤洗洗时痛，〔洗洗：寒粟貌。〕肠中血气，〔肠中血气：《证类本草》作"腹中血气"，即腹中血气郁滞。〕破寒热积聚，〔积聚：腹内结块，与癥瘕等证相类。〕除惊悸。一名鼠法，〔鼠法：森本作"鼠姑"。〕一名石肝。生山谷。

鼺 鼠

鼺鼠，〔鼺鼠：即棕鼺鼠，属鼺鼠科动物。〕主堕胎，令人产易。
生平谷。

伏 翼

伏翼，〔伏翼：即蝙蝠，为蝙蝠科动物。〕味咸，平。〔味咸，平：
味咸，性平。〕主目瞑，〔瞑：形容昏花迷离。目瞑：目昏眩。〕明目，
夜视有精光。〔精光：眼中的光亮。精，通"睛"。〕久服令人喜乐，
媚好无忧。一名蝙蝠。生川谷。

虾 蟆

虾蟆，〔虾蟆：即蟾蜍，属蟾蜍科动物。〕味辛，寒。〔味辛，寒：
味辛，性寒。〕主邪气，破癥坚血，〔坚血：硬结血块。〕痈肿阴疮。
〔阴疮：又名阴蚀，虫蚀阴中所致，症见外阴溃烂，脓血淋漓，或痛
或痒，肿胀坠痛。〕服之不患热病。生池泽。

马 刀

马刀，〔马刀：属竹蛏科动物。〕味辛，微寒〔味辛，微寒：味
辛，性微寒。〕主漏下赤白，寒热，破石淋。杀禽兽、贼鼠。生池泽。

蟹

蟹，〔蟹：属方蟹科动物。〕味咸，寒。〔味咸，寒：味咸，性
寒。〕主脑中邪气，热结痛，㖞僻面肿。〔㖞僻：口眼歪斜。〕败漆，
〔败：腐坏。败漆：陶弘景注："化漆为水。"〕烧之致鼠。〔致：招

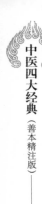

致。〕生池泽。

蛇蜕

蛇蜕，〔**蛇蜕**：为游蛇科动物多种蛇类蜕下的干燥皮膜。〕味咸，平。〔**味咸，平**：味咸，性平。〕主小儿百二十种惊痫，〔**主小儿百二十种惊痫**：主治小儿诸种惊风。〕瘈疭，〔**瘈疭**：抽搐。〕癫疾，〔**癫疾**：癫痫或癫狂。〕寒热，肠痔，虫毒，蛇痫。火熬之良。一名龙子衣，一名蛇符，一名龙子单衣，一名弓皮。生川谷及田野。

猬皮

猬皮，〔**猬皮**：即刺猬皮，为刺猬科动物刺猬的干燥皮囊。〕味苦，平。〔**味苦，平**：味苦，性平。〕主五痔阴蚀下血，〔**五痔**：即牡痔、牝痔、脉痔、肠痔、血痔。**阴蚀**：虫蚀阴中，外阴溃烂，脓血淋漓，多伴赤白带下。〕赤白五色血汁不止，阴肿痛引腰背。酒煮杀之。生川谷。

蠮螉

蠮螉，〔**蠮**：音 yē。**螉**：音 wēng。**蠮螉**：即细腰蜂，属蜜蜂科昆虫。〕味辛，平。〔**味辛，平**：味辛，性平。〕主久聋，咳逆，毒气，出刺，〔**刺**：刺入皮肉中的竹木针刺。〕出汗。生川谷。

蛴螬

蛴螬，〔**蛴螬**：属金龟子科昆虫。〕味咸，寒。〔**味咸，寒**：味咸，性寒。〕主小儿惊痫瘈疭，〔**主小儿惊痫瘈疭**：主治小儿惊风抽搐。〕腹胀寒热，大人癫疾狂易。〔**癫疾**：癫痫或癫狂。**狂易**：狂而变易常性也，即精神失常。〕一名蛣蜣。火熬之良。生池泽。

蛞蝓

蛞蝓，〔**蛞蝓**：属蛞蝓科动物。〕味咸，寒。〔**味咸，寒**：味咸，性寒。〕主贼风㖞僻，〔**贼**：邪，不正。**贼风**：即风邪。**㖞僻**：口眼歪斜。〕轶筋及脱肛，惊痫挛缩。〔**惊痫**：惊风，抽搐。〕一名陵蠡。生池泽。

白颈蚯蚓

白颈蚯蚓，〔**白颈蚯蚓**：孙本作"蚯蚓"，即地龙，属蚯蚓科动物。〕味咸，寒。〔**味咸，寒**：味咸，性寒。〕主蛇瘕，〔**蛇瘕**：似指由肠道寄生虫所致的虫积包块。〕去三虫，〔**三虫**：小儿三种常见的肠寄生虫病，即长虫（蛔虫）、蛲虫、赤虫（姜片虫）。〕伏尸，鬼疰，〔**鬼疰**：即鬼注，指劳瘵，瘵病有传染性者，可见于结核病等。〕蛊毒，〔**蛊毒**：感染变惑之气或虫毒所致的病症，症状复杂，变化不一，病情较重。〕杀长虫，〔**长虫**：蛔虫。古时蛇亦谓长虫。〕仍自化作水。生平土。

蛴螬

蛴螬，〔**蛴螬**：属金龟子科昆虫。〕味咸，微温。〔**味咸，微温**：味咸，性微温。〕主恶血血瘀，〔**恶血**：血溢脉外则为恶血。〕痹气，〔**痹气**：气机闭阻。〕破折血在胁下坚满痛，〔**破**：耗伤。**折**：断也。**破折**：即骨折损伤。〕月闭，〔**月闭**：经闭。〕目中淫肤，青翳白膜，〔**青翳白膜**：眼睛被翳膜蒙蔽。〕一名蟦蛴。生平泽。

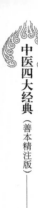
石　蚕

石蚕，〔石蚕：为石蚕科昆虫蛾及其近缘昆虫的幼虫。〕味咸，寒。〔味咸，寒：味咸，性寒。〕主五癃，〔五癃：五淋之古称，即石淋、气淋、膏淋、劳淋、热淋也。〕破石淋，〔石淋：即砂淋，属泌尿系结石。〕堕胎，内解结气，利水道，除热。一名沙虱。生池泽。

雀　甕

雀甕，〔雀甕：为刺蛾科昆虫黄刺蛾（毛虫）的虫茧。〕味甘，平〔味甘，平：味甘，性平。〕主小儿惊痫，〔惊痫：惊风。〕寒热结气，蛊毒，〔蛊毒：感染变惑之气或虫毒所致的病症，症状复杂，变化不一，病情较重。〕鬼疰。〔鬼疰：即鬼注，指劳瘵，痨病有传染性者，可见于结核病等。〕一名躁舍。

樗　鸡

樗鸡，〔樗鸡：多用蝉科昆虫红娘子，樗鸡科昆虫樗鸡未见入药。〕味苦，平。〔味苦，平：味苦，性平。〕主心腹邪气，阴痿，〔阴痿：阳痿。〕益精强志，生子，好色，〔好色：令人面色美好。〕补中轻身。生川谷。

斑　猫

斑猫，〔斑猫：即斑蝥，又名蟹蝥，属芫青科昆虫。〕味辛，寒。〔味辛，寒：味辛，性寒。〕主寒热，鬼疰，〔鬼疰：即鬼注，指劳瘵，痨病有传染性者，可见于结核病等。〕蛊毒，〔蛊毒：感染变惑之气或虫毒所致的病症，症状复杂，变化不一，病情较重。〕鼠瘘，〔鼠瘘：颈腋部淋巴结结核。〕恶疮，〔恶疮：疮疡溃后，浸淫不休，经久不愈者。〕疽蚀，死肌，破石癃。〔石癃：即石淋，泌尿系结石。〕一名龙尾。生川谷。

蝼 蛄

蝼蛄，〔蝼蛄：属蝼蛄科昆虫。〕味咸，寒。〔味咸，寒：味咸，性寒。〕主产难，〔产难：即难产。〕出肉中刺，溃痈肿，下哽噎，〔哽噎：食物堵喉，不能下咽。〕解毒，除疮。一名蟪蛄，一名天蝼，一名鼫。夜出者良。生平泽。

蜈 蚣

蜈蚣，〔蜈蚣：属大蜈蚣科动物。〕味辛，温。〔味辛，温：味辛，性温。〕主鬼疰，〔鬼疰：即鬼注，指劳瘵，痨病有传染性者，可见于结核病等。〕蛊毒，〔蛊毒：感染变惑之气或虫毒所致的病症，症状复杂，变化不一，病情较重。〕啖诸蛇虫鱼毒，〔啖：吃。〕杀鬼物老精，〔鬼物老精：旧称会致病的鬼怪、老物、精怪等。〕温疟，去三虫。〔三虫：小儿三种常见的肠寄生虫病，即长虫（蛔虫）、蛲虫、赤虫（姜片虫）。〕生川谷。

马 陆

马陆，〔马陆：属圆马陆科动物。〕味辛，温。〔味辛，温：味辛，性温。〕主腹中大坚癥，〔大坚癥：大硬肿块。〕破积聚，〔积聚：腹内结块，与癥瘕等证相类。〕息肉，〔息肉：赘肉。〕恶疮，〔恶疮：疮疡溃后，浸淫不休，经久不愈者。〕白秃。〔白秃：即白秃疮。又名癞头疮，头皮癣疾之一，症见头生白屑，发落而秃，相当于头白癣。〕一名百足。生川谷。

地 胆

地胆，〔地胆：属芫青科昆虫。〕味辛，寒。〔味辛，寒：味辛，性寒。〕主鬼疰，〔**鬼疰**：即鬼注，指劳瘵，痨病有传染性者，可见于结核病等。〕寒热，鼠瘘恶疮，〔**鼠瘘**：即颈腋部之淋巴结结核。**恶疮**：疮疡溃后，浸淫不休，经久不愈者。〕死肌，破癥瘕，〔**癥瘕**：腹腔内结聚成块的一类疾病。一般以坚硬不移，痛有定处的为癥；以聚散无常，痛无定处的为瘕。〕堕胎。一名蚖青。生川谷。

萤　火

萤火，〔**萤火**：即萤火虫，属萤科昆虫。〕味辛，微温。〔**味辛，微温**：味辛，性微温。〕主明目，小儿火疮伤，〔**火疮伤**：即烧伤也。〕热气，蛊毒，〔**蛊毒**：感染变惑之气或虫毒所致的病症，症状复杂，变化不一，病情较重。〕鬼疰，〔**鬼疰**：即鬼注，指劳瘵，痨病有传染性者，可见于结核病等。〕通神精。〔**通神精**：即通神明。孙本作"通神"。〕一名夜光。生池泽。

衣　鱼

衣鱼，〔**衣鱼**：又名蠹鱼，属衣鱼科昆虫。〕味咸，温。〔**味咸，温**：味咸，性温。〕无毒，主妇人疝瘕，〔**妇人疝瘕**：即小腹有块，为受寒，血脉凝滞所致。〕小便不利，小儿中风项强，〔**小儿中风项强**：小儿感受风邪而项背牵强引痛。〕背起摩之。〔**背起摩之**：《御览》作"皆宜摩之"。〕一名白鱼。生平泽。

鼠　妇

鼠妇，〔**鼠妇**：属鼠妇科昆虫。〕味酸，温。〔**味酸，温**：味酸，性温。〕主气癃，〔**气癃**：即气淋，症见小便涩痛，小腹胀满。〕不得小便，妇人月闭血瘕，〔**月闭**：即经闭。**血瘕**：血瘀结块。〕痫痓寒热，〔**痫痓**：即痫痉，癫痫发作，伴口噤，四肢抽搐，拘急等症。〕利水道。一名负蟠，一名蚜蛾。生平谷。

水 蛭

水蛭，〔**水蛭：**又名蚂蟥，为水蛭科动物。〕味咸，平。〔**味咸，平：**味咸，性平。〕主逐恶血，瘀血，月闭，〔**月闭：**经闭。〕破血瘕积聚，〔**血瘕：**即腹中血凝包块。**积聚：**腹内结块，与癥瘕等证相类。〕无子，利水道。生池泽。

木 虻

木虻，〔**木虻：**属虻科昆虫，今罕用。〕味苦，平。〔**味苦，平：**味苦，性平。〕主目赤痛，眦伤泪出，〔**眦：**音zì，眼角。〕瘀血血闭，〔**血闭：**经闭。〕寒热酸嘶，〔**嘶：**枲也。〕无子。一名魂常。生川泽。

蜚 虻

蜚虻，〔**蜚虻：**即虻虫，属虻科昆虫。〕味苦，微寒。〔**味苦，微寒：**味苦，性微寒。〕主逐瘀血，破下血积，〔**血积：**由气逆血郁，凝结成积，或瘀血内蓄而致。〕坚痞，癥瘕，〔**癥瘕：**腹腔内结聚成块的一类疾病。一般以坚硬不移，痛有定处的为癥；以聚散无常，痛无定处的为瘕。〕寒热，通利血脉及九窍。〔**九窍：**头部七窍及前、后阴。〕生川泽。

蜚 蠊

蜚蠊，〔**蜚蠊：**即蟑螂，蜚蠊科昆虫。〕味咸，寒。〔**味咸，寒：**味咸，性寒。〕主血瘀，癥坚寒热，破积聚，〔**积聚：**腹内结块，与癥瘕等证相类。〕喉咽痹，〔**喉咽痹：**咽喉肿痛，闭阻不利。〕内寒，〔**内寒：**脏寒。〕无子。生川泽。

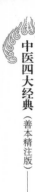

䗪虫

䗪虫，〔䗪虫：即土鳖虫，属鳖蠊科昆虫。〕味咸，寒。〔味咸，寒：味咸，性寒。〕主心腹寒热洗洗，〔洗洗：寒栗貌。〕血积癥瘕，〔癥瘕：腹腔内结聚成块的一类病症。一般以坚硬不移，痛有定处的为癥；以聚散无常，痛无定处为瘕。〕破坚下血闭，〔血闭：经闭。〕生子大良。〔生子大良：其义不明。但本品活血逐瘀，孕妇忌用，以免堕胎。〕一名地鳖。生川泽。

贝子

贝子，〔贝子：即贝齿，属宝贝科动物。〕味咸，平。〔味咸，平：味咸，性平。〕主目翳，〔目翳：目珠被薄膜蒙蔽。〕鬼疰，〔鬼疰：即鬼注，指劳瘵，痨病有传染性者，可见于结核病等。〕蛊毒，〔蛊毒：感染变惑之气或虫毒所致的病症，症状复杂，变化不一，病情较重。〕腹痛下血，五癃，〔五癃：五淋之古称，即石淋、气淋、膏淋、劳淋、热淋也。〕利水道。烧用之良。生池泽。

导读分析

一、篇名解释 ▶ ▶ ▶

篇名下品指下品药物卷篇，一般多指有毒性而用于攻治疾病的药物。

二、文章大意 ▶ ▶ ▶

本篇详细阐述 120 种下品药物的性味、功效及主治，并分析药物的毒性。

录《本草经》书后　己丑

　　《神农本草经》三品，共三百六十五种，以应周天之数。梁·陶弘景《名医别录》，又增三百六十五种，以白书为《本经》，墨书为《别录》，传写已久，舛错甚多。今二书皆已亡佚，所据者唯《纲目》而已。目于《本经》诸品，并入锡铜镜鼻、玉浆、大盐、翘根、蜀漆、海药实根、蒲黄、青蘘、赤芝、黄芝、白芝、黑芝、紫芝、被子、瓜蒂、松脂、天鼠屎、白胶一十八种，又析出大豆、赤小豆、木耳、檀桓、土蜂、桃蠹虫六种，凡三百五十三种。而《纲目》以檀桓属《拾遗》，以土蜂属《别录》，以桃蠹虫属《日华》，并不云从《本经》析出，是数典而忘其祖矣。序例云《神农本草经》三百四十七种，除并入一十八种，似析出诸种例所不计。然大豆、赤小豆、木耳，亦从《本经》析出，何以仍标《本经》？葱、薤、杏仁，显属《本经》中品，何以反标《别录》？反复推究，皆不可通。其中绿青、菜耳、鼠妇、石龙子四条，经文都无一字，岂《本经》之文岁久残缺与？抑《本经》之文混入《别录》与？序例又载《本经》目录，有木花、王不留行、龙眼、肤青、姑活、石下长卿、燕屎，而无绿青、术、升麻、由跋、赭魁、青蘘、鹰屎白，乃与本书互相参差。可见著书之难。以濒湖之博洽冠古今者，而前后抵牾，疑非一人手笔。近世如缪仲淳《本草经疏》、张路玉《本经逢原》，经文皆据《纲目》，而于此等疑窦不一为之疏通证明，甚至以《别录》等说混作经言，朱紫无别，根干不分，盖医学之榛芜至于今而极矣。《本经》主治，其文简质古奥，即未必果出炎帝，要亦先秦古书。世唯知《素问》为医之祖，而于《神农本经》无有过而问者，岂不重可慨哉！今姑即《纲目》所载采录成编，名例数条仍冠于首，异日当重为校补，与海内同志共珍之。